局部解剖学彩色图谱

吴阶平题

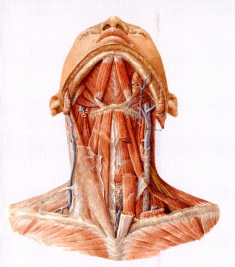

主审 ■ 徐恩多 凌光烈

主编 ■ 徐国成 韩秋生 舒 强 邹卫东

局部解剖学

彩色图谱

REGIONAL ANATOMY

第二版

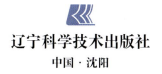

辽宁科学技术出版社

中国·沈阳

《局部解剖学彩色图谱》编委会名单

主　　审　徐恩多　凌光烈

主　　编　徐国成　韩秋生　舒　强　邹卫东

副主编　成家茂　臧　晋　高　柏　阎文柱　李新华　刘　学　乔海兵

编绘人员（按姓氏笔画为序）

门广智　马　勇　王　勇　王巧玲　王焕来　邓风春　包翠芬　卢　辰　卢　硕

石永梅　任占川　刘　兵　刘建卫　孙文才　孙石柱　朱云峰　江会勇　许本科

齐金萍　何　倩　何宇红　余修贵　余资江　张　杰　张秀君　张或婷　李　亮

李　雷　李立新　李光忠　李成武　李智雄　沙　峰　姜　东　姜　扬　赵克勇

唐洗敏　聂　政　郭林娜　常洪贤　章明星　蒋　鸫　颜　玲

标本制作　刘铁生　刘瑞昌　姜振林　张　颖

图书在版编目（CIP）数据

局部解剖学彩色图谱/徐国成等主编. －2版. －沈阳：辽宁科学技术出版社，2012.2（2019.1重印）

ISBN 978－7－5381－7328－4

Ⅰ. ①局… Ⅱ. ①徐… Ⅲ. 局部解剖学－图谱 Ⅳ. ①R323－64

中国版本图书馆 CIP 数据核字（2012）第 008886 号

局　部　解　剖　学　彩　色　图　谱	
出 版 者：辽宁科学技术出版社	**印　张：**13.5
地址：沈阳市和平区十一纬路 29 号	**插　页：**4
邮编：110003	**印　数：**24001~26000
联系电话：024-23284374	**出版时间：**2003 年 6 月第 1 版
邮购咨询电话：024-23284502	2012 年 2 月第 2 版
E-mail：lkzzb@ mail.lnpgc.com.cn	**印刷时间：**2019 年 1 月第 9 次印刷
http://www.lnkj.com.cn	**责任编辑：**宋纯智　邓文军
印 刷 者：辽宁新华印务有限公司	**封面设计：**刘　枫
发 行 者：各地新华书店	**版式设计：**于　浪
开　本：190mm×260mm	**责任校对：**东　戈
字　数：300 千字	**定　价：**70.00 元

序
PREFACE

　　局部解剖学是每个临床医生必须掌握的基本知识，而对手术科室的医生来说，更为重要。不论进行何种手术，从切口部位的选择，逐层分离组织，分辨主要血管、神经的行走，到切除脏器，修复血管，重建管道等等，无不需要熟悉手术部位的局部解剖。但要掌握这些基本知识，就必须有一本简明扼要的局部解剖学图谱，让手术者一目了然，一阅全解。在我55年的外科临床工作中，经常翻阅局部解剖学图谱，手术前我习惯地重新温习图谱，手术时有时还将图谱摆在手术台旁作指引。我深深感到一本优秀的局部解剖学图谱是临床外科医生永远要请教的老师。

　　本图谱的编绘者，通过多年的教材建设、教学、科研和外科医疗实践，深深体会到我国应当有一本自己编绘的《局部解剖学彩色图谱》。几年来他们以极大的毅力、充沛的精力，克服了种种困难，终于编绘出了这本《局部解剖学彩色图谱》，填补了国内的这个久久存在的空白。全书365幅彩色图，共分八个部分，即：头、颈、胸、腹、盆部和会阴、脊柱、上肢、下肢。这些图的绘制主要根据解剖标本的写生，力求反映中国人自己的人体结构特点，仅部分图谱参阅了国内外图谱资料，予以改绘或综合绘制而成。由于进行了绘画技巧的艺术加工，图谱显得格外清晰。图内注解采用了中英文名词对照，便于阅读。这样一本彩色的、用国人资料绘成的《局部解剖学图谱》，在国内实属首创。

　　让我以万分喜悦的心情，祝贺这本《局部解剖学彩色图谱》的问世。它是一本很有实用价值的图谱，我热忱地推荐给临床各科室的医生，特别是各手术科室的医生，当然，也推荐给医学院校的师生。

同济医科大学　　裘法祖

中国科学院院士
全国高等医药院校临床医学专业
教材评审委员会名誉主任委员

前言
INTRODUCTION

局部解剖学是在系统解剖学的基础上对人体结构的进一步的认识，是对人体某一特定局部的结构进行综合研究的一门学科。它是临床各科医生，特别是手术科室的医生从事医疗实践的重要基础，也是医学生临床实习前期的一门重要必修课。

随着现代医学新技术的不断进步以及在临床上的应用，如介入诊断和治疗技术，内镜技术，胸、腹腔镜技术，核磁共振成像技术，CT，放射性同位素诊断和治疗技术，生物工程学成果等在人体上的应用，人们更加需要学习局部解剖学，从不同角度深入认识人体。

局部解剖学是一门形态科学，尽管许多人可以通过阅读局部解剖学的教材和参考书来了解人体的局部解剖知识，但由于缺乏足够的插图，实际上很难真正理解有关解剖问题。

很多年来，作者在教学、临床医疗实践及承担编写国家教材任务中，深深感到需要有一本按中国人体标本编绘的局部解剖学彩色图谱。为了填补这个空白，我们组成编绘班子，经过数年的努力，编绘成这本《局部解剖学彩色图谱》。《局部解剖学彩色图谱》从第一次出版诞生至今已近10年，尽管已印刷5次，但仍不能满足读者的需求。本次改版除了对原有图进行修订外，还增加了一些临床经常涉及到的解剖结构变异的内容，使读者对局部解剖学有一个更深入的认识。

本图谱共分8个部分，即：头、颈、胸、腹、盆部和会阴、脊柱区及上、下肢，共有彩图约365幅，力求反映我国人体结构的特点。在编绘过程中，参阅了大量国内、外图谱和文献资料，遵循国内高、中等医学院校教学大纲的要求。全书名词以全国自然科学名词审定委员会公布的"人体解剖学名词"(1991)为准。

本图谱大部分彩图都以标本写生为主，并尽力还原器官结构的本来色彩，使彩图更具真实性和艺术性。由于是用彩色绘制以及在艺术上的加工和创新，使本图谱较线条图或水墨图更为清晰、精美，使读者一目了然，学习方便。因此，它是一本采用水彩绘画语言表现人体结构的医学图谱。图内解剖名词采用中英文对照，有利于学习。

本图谱的编绘，曾蒙著名外科学家吴阶平院士、裘法祖院士及著名解剖学家何光篪教授等的大力支持与帮助，在此一并表示衷心感谢，同时感谢中国医科大学的各级领导对本图谱的关心和支持。

本书自第一版出版以来，已近九年时间，受到了广大读者的欢迎，此次修订，改正了书中的差错和疏漏。由于编者水平所限，虽经第二版修订，缺点和错误在所难免，敬请同行不吝赐教，以便进一步完善。

编　者
于中国医科大学

目录
CONTENTS

腹 部 THE ABDOMEN . 67

盆部和会阴 THE PELVIS AND PERINEUM   107

脊柱和脊髓 THE SPINAL COLUMN AND SPINAL CORD　　　　　　129

上 肢 THE UPPER LIMBS 149

THE HEAD

头 部

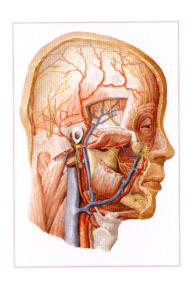

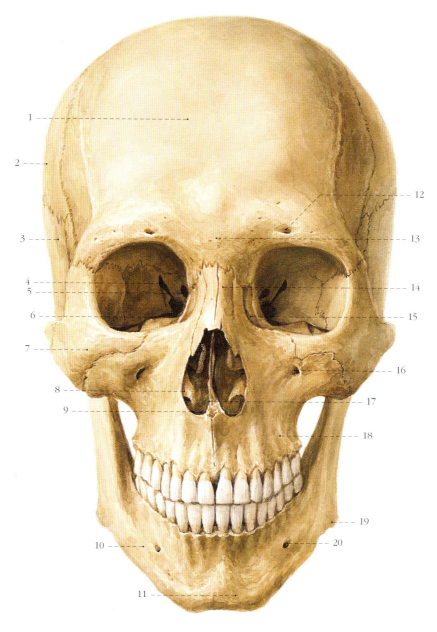

1. 颅（前面观）

The skull (anterior view)

1.额骨 Frontal bone

2.顶骨 Parietal bone

3.颞骨 Temporal bone

4.眶上裂 Sup. orbital fissure

5.视神经管 Optic canal

6.眶下裂 Inf. orbital fissure

7.颧骨 Zygomatic bone

8.下鼻甲 Inf. nasal concha

9.梨状孔 Piriform aperture

10.下颌骨 Mandible

11.颏隆凸 Mental protuberance

12.眶上孔（切迹） Supraorbital foramen (notch)

13.眉间 Glabella

14.鼻骨 Nasal bone

15.泪囊窝 Fossa for lacrimal sac

16.眶下孔 Infraorbital foramen

17.骨鼻中隔 Bony septum of nose

18.上颌骨 Maxilla

19.下颌角 Angle of mandible

20.颏孔 Mental foramen

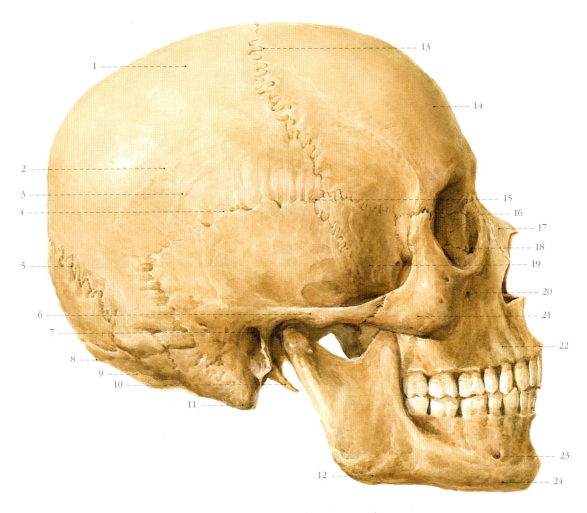

2. 颅（侧面观）
The skull (lateral view)

1.顶骨 Parietal bone
2.上颞线 Sup. temporal line
3.下颞线 Inf. temporal line
4.顶颞缝 Temporoparietal suture
5.人字缝 Lambdoid suture
6.颧弓 Zygomatic arch
7.外耳门 Ext. acoustic pore
8.枕外隆凸 Ext. occipital protuberance
9.枕骨 Occipital bone

10.茎突 Styloid process
11.乳突 Mastoid process
12.下颌角 Angle of mandible
13.冠状缝 Coronal suture
14.额骨 Frontal bone
15.翼点 Pterion
16.泪骨 Lacrimal bone
17.鼻骨 Nasal bone
18.泪囊窝 Fossa for lacrimal sac

19.蝶骨 Sphenoid bone
20.眶下孔 Infraorbital foramen
21.颧骨 Zygomatic bone
22.上颌骨 Maxilla
23.颏孔 Mental foramen
24.下颌体 Body of mandible

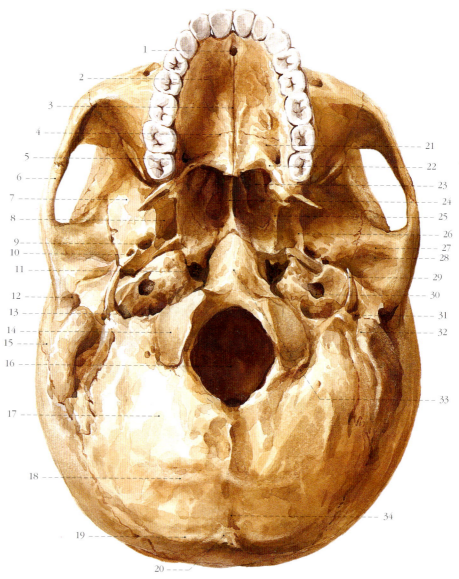

3. 颅底（下面观）
Base of the skull (inferior view)

1.切牙孔 Incisive foramen
2.上颌骨腭突 Palatine process of maxilla
3.腭中缝 Median palatine suture
4.腭横缝 Transv. palatine suture
5.腭大孔 Greater palatine foramen
6.颧弓 Zygomatic arch
7.蝶骨 Sphenoid bone
8.翼窝 Pterygoid fossa
9.卵圆孔 Foramen ovale
10.棘孔 Foramen spinosum
11.破裂孔 Foramen lacerum
12.外耳门 Ext. acoustic pore

13.颈静脉窝 Jugular fossa
14.枕髁 Occipital condyle
15.颞骨 Temporal bone
16.枕骨大孔 Foramen magnum of occipital bone
17.枕骨 Occipital bone
18.下项线 Inf. nuchal line
19.上项线 Sup. nuchal line
20.枕外隆凸 Ext. occipital protuberance
21.腭骨水平板 Horizontal plate of palatine bone
22.腭小孔 Lesser palatine foramina
23.鼻后孔 Post. nasal apertures
24.犁骨 Vomer

25.翼突内侧板 Med. pterygoid plate
26.翼突外侧板 Lat. pterygoid plate
27.关节结节 Articular tubercle
28.下颌窝 Mandibular fossa
29.茎突 Styloid process
30.颈动脉管 Carotid canal
31.茎乳孔 Stylomastoid foramen
32.乳突 Mastoid process
33.咽结节 Pharyngeal tubercle
34.枕外嵴 Ext. occipital crest

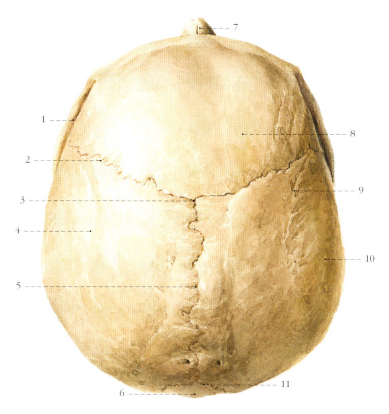

4. 颅（上面观）
The skull (superior view)

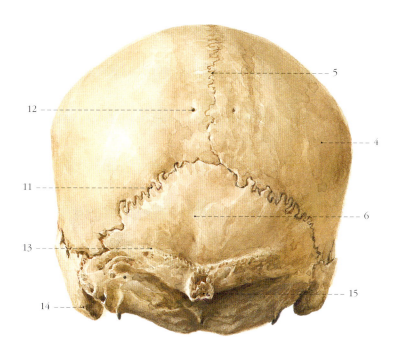

5. 颅（后面观）
The skull (posterior view)

1.颧弓 Zygomatic arch
2.冠状缝 Coronal suture
3.前囟点 Bregma
4.顶骨 Parietal bone
5.矢状缝 Sagittal suture
6.枕骨 Occipital bone
7.鼻骨 Nasal bone
8.额骨 Frontal bone
9.上颞线 Sup. temporal line
10.下颞线 Inf. temporal line
11.人字缝 Lambdoid suture
12.顶孔 Parietal foramen
13.上项线 Sup. nuchal line
14.乳突 Mastoid process
15.枕外隆凸 Ext. occipital protuberance

6. 颅底（内面观）
Base of the skull (internal view)

1.额嵴 Frontal crest
2.蝶骨小翼 Lesser wing of sphenoid bone
3.交叉前沟 Sulcus prechiasmaticus
4.鞍结节 Tuberculum sellae
5.圆孔 Foramen rotundum
6.颈动脉沟 Carotid sulcus
7.卵圆孔 Foramen ovale
8.破裂孔 Foramen lacerum
9.棘孔 Foramen spinosum
10.内耳门 Int. acoustic pore

11.岩上窦沟 Sulcus for sup. petrosal sinus
12.颈静脉孔 Jugular foramen
13.舌下神经管 Hypoglossal canal
14.枕骨大孔 Foramen magnum of occipital bone
15.枕内隆凸 Int. occipital protuberance
16.盲孔 Foramen cecum
17.鸡冠 Crista galli
18.筛板 Cribriform plate
19.视神经管 Optic canal
20.前床突 Ant. clinoid process

21.垂体窝 Hypophysial fossa
22.后床突 Post. clinoid process
23.鞍背 Dorsum sellae
24.斜坡 Clivus
25.岩下窦沟 Sulcus for inf. petrosal sinus
26.乙状窦沟 Sulcus for sigmoid sinus
27.枕内嵴 Int. occipital crest
28.横窦沟 Sulcus for transv. sinus

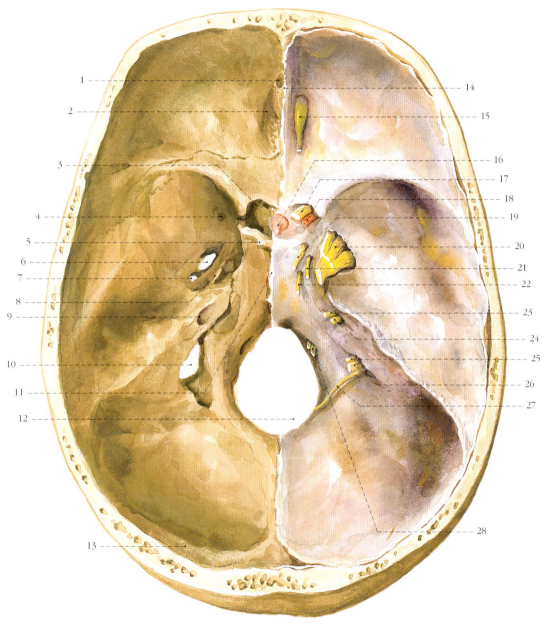

7. 颅底、硬脑膜和脑神经

The base of the skull, cerebral dura mater and cranial nerves

1.盲孔 Foramen cecum
2.筛板 Cribriform plate
3.视神经管 Optic canal
4.圆孔 Foramen rotundum
5.鞍背 Dorsum sellae
6.卵圆孔 Foramen ovale
7.棘孔 Foramen spinosum
8.破裂孔 Foramen lacerum
9.内耳门 Int. acoustic pore
10.颈静脉孔 Jugular foramen

11.斜坡 Clivus
12.枕骨大孔 Foramen magnum of occipital bone
13.横窦沟 Sulcus for transv. sinus
14.鸡冠 Crista galli
15.嗅球 Olfactory bulb
16.垂体 Hypophysis
17.视神经 Optic n.
18.眼动脉 Ophthalmic a.
19.动眼神经 Oculomotor n.
20.三叉神经节 Trigeminal gangl.

21.滑车神经 Trochlear n.
22.展神经 Abducent n.
23.面神经 Facial n.
24.前庭蜗神经 Vestibulocochlear n.
25.舌咽神经 Glossopharyngeal n.
26.迷走神经 Vagus n.
27.副神经 Accessory n.
28.舌下神经 Hypoglossal n.

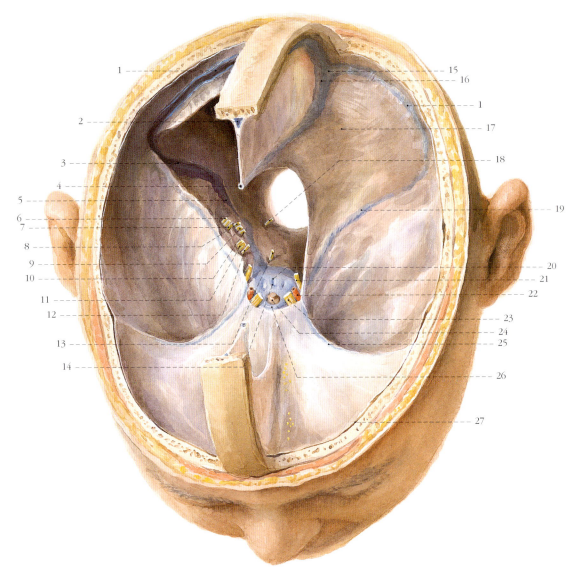

8. 硬脑膜、硬脑膜窦和脑神经

Cerebral dura mater, sinuses of dura mater and cranial nerves

1.横窦 Transv. sinus

2.上矢状窦 Sup. sagittal sinus

3.乙状窦 Sigmoid sinus

4.下矢状窦 Inf. sagittal sinus

5.岩下窦 Inf. petrosal sinus

6.前庭蜗神经 Vestibulocochlear n.

7.面神经 Facial n.

8.副神经 Accessory n.

9.迷走神经 Vagus n.

10.舌咽神经 Glossopharyngeal n.

11.三叉神经 Trigeminal n.

12.滑车神经 Trochlear n.

13.展神经 Abducent n.

14.海绵间后窦 Post. intercavernous sinuses

15.窦汇 Confluence of sinuses

16.直窦 Straight sinus

17.小脑幕 Tentorium of cerebellum

18.舌下神经 Hypoglossal n.

19.岩上窦 Sup. petrosal sinus

20.基底丛 Basal plexus

21.动眼神经 Oculomotor n.

22.眼动脉 Ophthalmic a.

23.视神经 Optic n.

24.垂体 Pituitary gland

25.蝶顶窦 Sphenoparietal sinus

26.海绵间前窦 Ant. intercavernous sinuses

27.硬膜 Dura mater

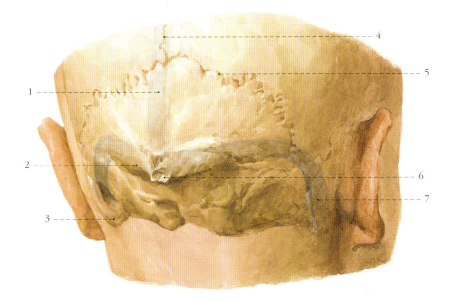

9. 矢状窦、横窦和乙状窦的体表投影
Surface projections of sagittal sinus, transverse sinus and sigmoid sinus

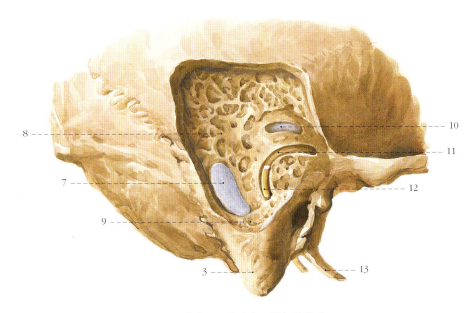

10. 乳突、乙状窦和面神经的关系
Relations of the mastoid process and sigmoid sinus to the facial nerves

1.上矢状窦 Sup. sagittal sinus   8.颞骨 Temporal bone

2.横窦 Transv. sinus   9.乳突小房 Mastoid cells

3.乳突 Mastoid process   10.外侧半规管 Lat. semicircular duct

4.矢状缝 Sagittal suture   11.面神经管 Facial canal

5.人字缝 Lambdoid suture   12.面神经 Facial n.

6.枕外隆凸 Ext. occipital protuberance   13.茎突 Styloid process

7.乙状窦 Sigmoid sinus

11. 脑干和颈髓（后面观）
Brain stem and cervical spinal cord (posterior view)

1.面神经 Facial n.
2.前庭蜗（位听）神经 Vestibulocochlear n.
3.舌咽神经 Glossopharyngeal n.
4.迷走神经 Vagus n.
5.副神经 Accessory n.
6.副神经脊神经根 Spinal root of accessory n.
7.滑车神经 Trochlear n.
8.三叉神经 Trigeminal n.
9.环枕关节囊 Capsule of atlantooccipital joint
10.头外侧直肌 Rectus capitis lateralis m.
11.环椎 Atlas
12.椎动脉 Vertebral a.
13.硬脊膜 Spinal dura mater
14.脊神经背根 Dors. root of spinal n.

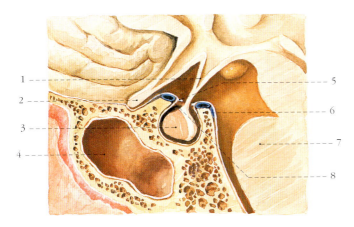

12. 海绵窦（矢状断面）
Cavernous sinus (sagittal section)

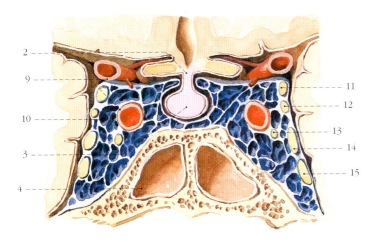

13. 海绵窦（冠状断面）
Cavernous sinus (coronal section)

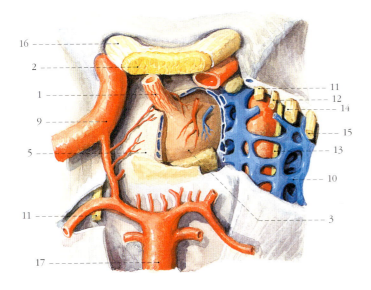

14. 海绵窦及其周围结构
Cavernous sinus and its surrounding structures

1.漏斗 Infundibulum
2.视交叉 Optic chiasma
3.垂体 Hypophysis
4.蝶窦 Sphenoid sinus
5.鞍膈 Diaphragma sellae
6.鞍背 Dorsum sellae
7.脑桥 Pons
8.海绵前、后窦 Ant., post. cavernous sinuses
9.颈内动脉 Int. carotid a.
10.海绵窦 Cavernous sinus
11.动眼神经 Oculomotor n. (Ⅲ)
12.滑车神经 Trochlear n. (Ⅳ)
13.展神经 Abducent n. (Ⅵ)
14.眼神经 Ophthalmic n. (Ⅴ₁)
15.上颌神经 Maxillary n. (Ⅴ₂)
16.视神经 Optic n. (Ⅱ)
17.基底动脉 Basilar a.

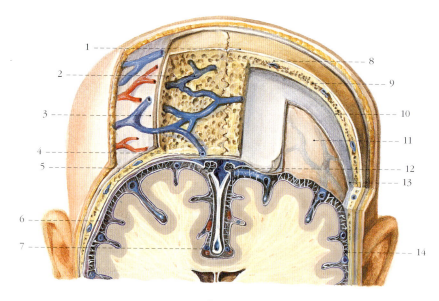

15. 颅顶的层次
Layers of the top of the skull

1.骨膜 Periosteum
2.板障静脉 Diploic vv.
3.帽状腱膜 Galea aponeurotica
4.导静脉 Emissary v.
5.上矢状窦 Sup. sagittal sinus
6.蛛网膜下腔 Subarachnoid space
7.下矢状窦 Inf. sagittal sinus
8.外板 Outer plate
9.板障 Diploë
10.内板 Inner plate
11.蛛网膜 Arachnoid mater
12.蛛网膜颗粒 Arachnoid granulations
13.硬膜 Dura mater
14.软膜 Pia mater
15.额板障静脉 Frontal diploic v.
16.颞前板障静脉 Ant. temporal diploic v.
17.颞后板障静脉 Post. temporal diploic v.
18.枕板障静脉 Occipital diploic v.

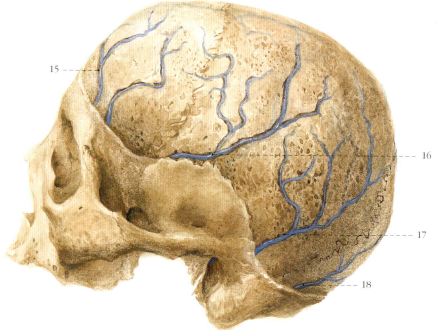

16. 板障静脉
Diploic veins

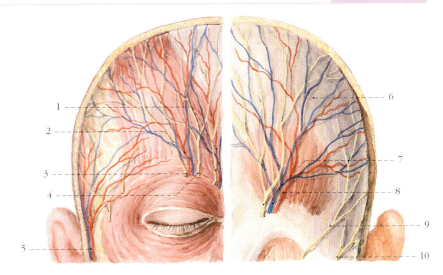

17. 头顶的血管和神经
Blood vessels and nerves of the top of the head

1.滑车上动脉、神经 Supratrochlear a., n.
2.眶上动脉 Supraorbital a.
3.眶上神经外侧支 Lat. br. of supraorbital n.
4.额神经内侧支 Med. br. of frontal n.
5.颞浅动脉额支 Frontal br. of superf. temporal a.
6.帽状腱膜 Galea aponeurotica
7.枕大神经 Greater occipital n.
8.枕动、静脉 Occipital a., v.
9.枕小神经 Lesser occipital n.
10.耳大神经 Great auricular n.
11.颞浅筋膜 Superf. temporal fascia
12.颞深筋膜 Deep temporal fascia
13.颞肌 Temporalis m.
14.皮肤 Skin
15.浅筋膜 Superf. fascia
16.颞骨 Temporal bone
17.颞浅动、静脉 Superf. temporal a., v.
18.颧弓 Zygomatic arch
19.冠突 Coronoid process
20.咬肌 Masseter m.

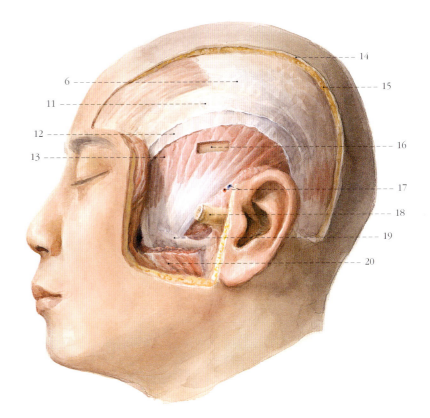

18. 颞区的层次
Layers of the temporal region

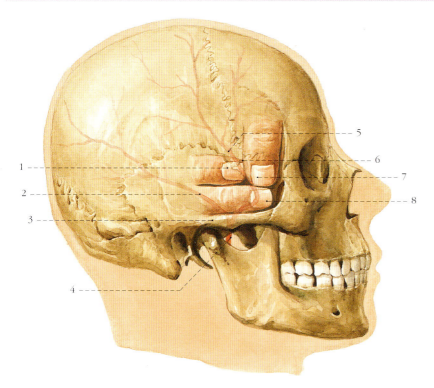

19. 脑膜中动脉的体表投影
Surface projection of the middle meningeal artery

1.示指 Index finger
2.脑膜中动脉顶支 Parietal br. of middle meningeal a.
3.颧弓 Zygomatic arch
4.脑膜中动脉 Middle meningeal a.
5.脑膜中动脉额支 Frontal br. of middle meningeal a.
6.翼点 Pterion
7.拇指 Thumb
8.中指 Middle finger
9.硬脑膜 Cerebral dura mater
10.颞骨 Temporal bone

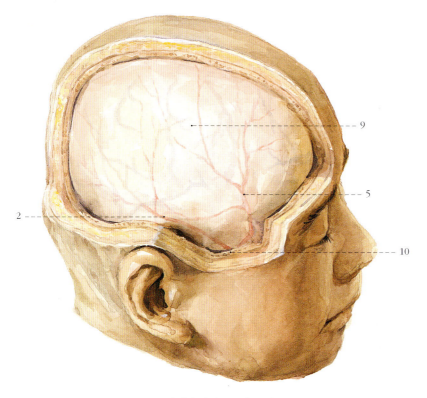

20. 脑膜中动脉的分布区域
Distributional area of the middle meningeal artery

1.大脑额叶 Frontal lobe of brain

2.额叶下缘 Lower margin of frontal lobe of brain

3.颞浅动脉额支 Frontal br. of superf. temporal a.

4.腮腺管 Parotid duct

5.口角 Corner of mouth

6.面动脉 Facial a.

7.颞浅动脉顶支 Parietal br. of superf. temporal a.

8.颞浅动脉 Superf. temporal a.

9.耳屏 Tragus

10.腮腺 Parotid gland

11.咬肌 Masseter m.

12.颈外动脉 Ext. carotid a.

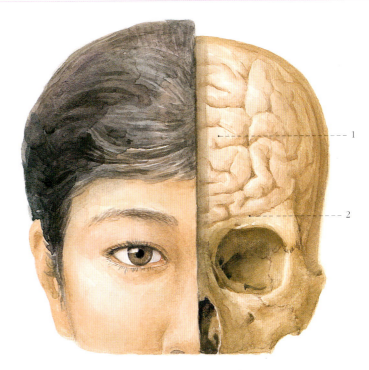

21. 眉毛、眉弓和额叶的关系
Relations among supercilia, superciliary arch and frontal lobe

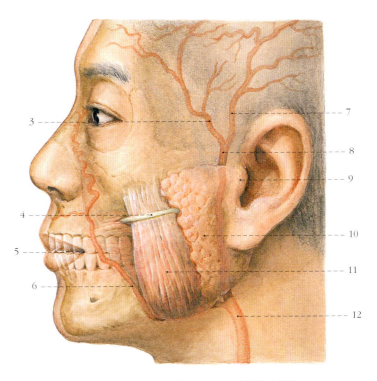

22. 面动脉、腮腺、腮腺管和颞浅动脉的体表投影
Surface projections of the facial artery, parotid gland, parotid duct and superficial temporal artery

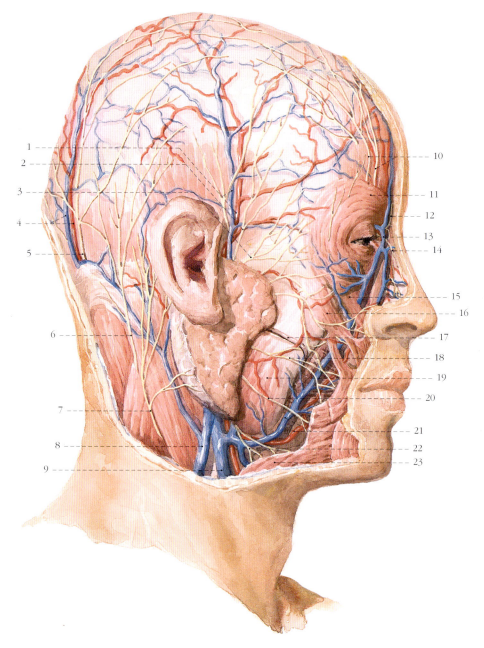

23. 头面部血管和神经（侧面观）（1）

Blood vessels and nerves of the head and face (lateral view) (1)

1.颞浅动、静脉 Superf. temporal a., v.

2.面神经颞支 Temporal br. of facial n.

3.面神经颧支 Zygomatic br. of facial n.

4.枕动、静脉 Occipital a., v.

5.枕大神经 Greater occipital n.

6.枕小神经 Lesser occipital n.

7.耳大神经 Great auricular n.

8.颈外静脉 Ext. jugular a.

9.下颌后静脉 Retromandibular v.

10.额神经内、外侧支 Lat. and med. br. of frontal n.

11.眼轮匝肌 Orbicularis oculi m.

12.滑车上神经 Supratrochlear n.

13.内眦静脉 Angular v.

14.滑车下神经 Infratrochlear n.

15.颧小肌 Zygomaticus minor m.

16.颧大肌 Zygomaticus major m.

17.腮腺管 Parotid duct

18.面神经颊支 Buccal br. of facial n.

19.咬肌 Masseter m.

20.面神经下颌缘支 Marginal mandibular br. of facial n.

21.面动、静脉 Facial a., v.

22.面神经颈支 Cervical br. of facial n.

23.颈阔肌 Platysma m.

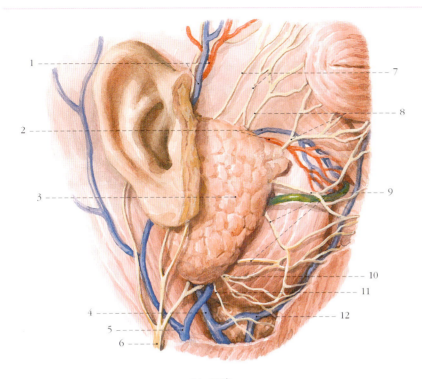

24. 腮腺
The parotid gland

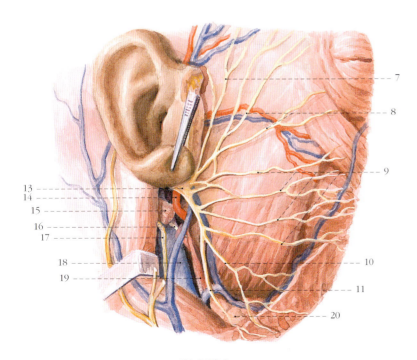

25. 腮腺床
The parotid bed

1.颞浅动、静脉 Superf. temporal a., v.
2.面横动、静脉 Transv. facial a., v.
3.腮腺 Parotid gland
4.下颌后静脉 Retromandibular v.
5.颈外静脉 Ext. jugular v.
6.耳大神经 Great auricular n.
7.面神经颞支 Temporal brr. of facial n.
8.面神经颧支 Zygomatic brr. of facial n.
9.面神经颊支 Buccal brr. of facial n.
10.面神经下颌缘支 Marginal mandibular br. of facial n.
11.面神经颈支 Cervical br. of facial n.
12.面静脉 Facial v.
13.面神经 Facial n.
14.颈外动脉 Ext. carotid a.
15.二腹肌后腹 Post. belly of digastric m.
16.舌下神经 Hypoglossal n.
17.副神经 Accessory n.
18.颈内静脉 Int. jugular v.
19.茎突舌骨肌 Stylohyoid m.
20.下颌下腺 Submandibular gland

26. 头面部血管和神经（侧面观）（2）
Blood vessels and nerves of the head and face (lateral view)（2）

1.颞中动、静脉 Middle temporal a., v.
2.颞浅动脉 Superf. temporal a.
3.耳后动脉 Post. auricular a.
4.面神经 Facial n.
5.胸锁乳突肌 Sternocleidomastoid m.
6.二腹肌后腹 Post. belly of digastric m.
7.颈内静脉 Int. jugular v.
8.斜方肌 Trapezius m.

9.二腹肌后腹 Post. belly of digastric m.
10.茎突舌骨肌 Stylohyoid m.
11.颈内动脉 Int. carotid a.
12.颞肌 Temporalis m.
13.颧神经颞颞支 Zygomaticotemporal br. of zygomatic n.
14.颧神经颧面支 Zygomaticofacial br. of zygomatic n.

15.眶下神经 Infraorbital n.
16.咬肌动脉、神经 Masseteric a., n.
17.面深静脉 Deep facial v.
18.颊动脉、神经 Buccal a., n.
19.面动、静脉 Facial a., v.
20.颏神经 Mental n.
21.颈外动脉 Ext. carotid a.
22.颈总动脉 Common carotid a.

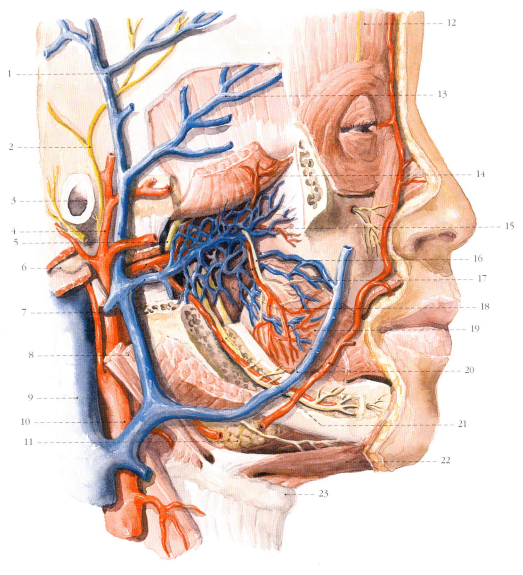

27. 面深层的血管和神经（侧面观）（1）
Blood vessels and nerves of the deep layer of the face (lateral view) (1)

1.颞浅静脉 Superf. temporal v.
2.耳颞神经 Auriculotemporal n.
3.外耳道 Ext. acoustic meatus
4.颞浅动脉 Superf. temporal a.
5.咬肌神经 Masseteric n.
6.二腹肌后腹 Post. belly of digastric m.
7.上颌动、静脉 Maxillary a., v.
8.茎突舌骨肌 Stylohyoid m.

9.颈内静脉 Int. jugular v.
10.颈外动脉 Ext. carotid a.
11.下颌下腺 Submandibular gland
12.枕额肌额腹 Frontal belly of occipi-
    tofrontalis m.
13.颞中静脉 Middle temporal v.
14.颞深动脉 Deep temporal a.
15.翼丛 Pterygoid plexus

16.颊动脉、神经 Buccal a., n.
17.面深静脉 Deep facial v.
18.翼内肌 Med. pterygoid m.
19.颊肌 Buccinator m.
20.面动、静脉 Facial a., v.
21.下牙槽动脉、神经 Inf. alveolar a., n.
22.二腹肌前腹 Ant. belly of digastric m.
23.舌骨 Hyoid bone

28. 面深层的血管和神经（侧面观）（2）

Blood vessels and nerves of the deep layer of the face (lateral view) (2)

1.颞浅动、静脉 Superf. temporal a., v.
2.耳颞神经 Auriculotemporal n.
3.咬肌神经 Masseteric n.
4.面神经 Facial n.
5.上颌动脉 Maxillary a.
6.二腹肌后腹 Post. belly of digastric m.

7.颈外动脉 Ext. carotid a.
8.茎突舌骨肌 Stylohyoid m.
9.枕动脉 Occipital a.
10.咬肌 Masseter m.
11.翼外肌 Lat. pterygoid m.
12.颊动脉、神经 Buccal a., n.

13.翼内肌 Med. pterygoid m.
14.颊肌 Buccinator m.
15.面动、静脉 Facial a., v.
16.舌神经 Lingual n.
17.下牙槽动脉、神经 Inf. alveolar a., n.
18.下颌下腺 Submandibular gland

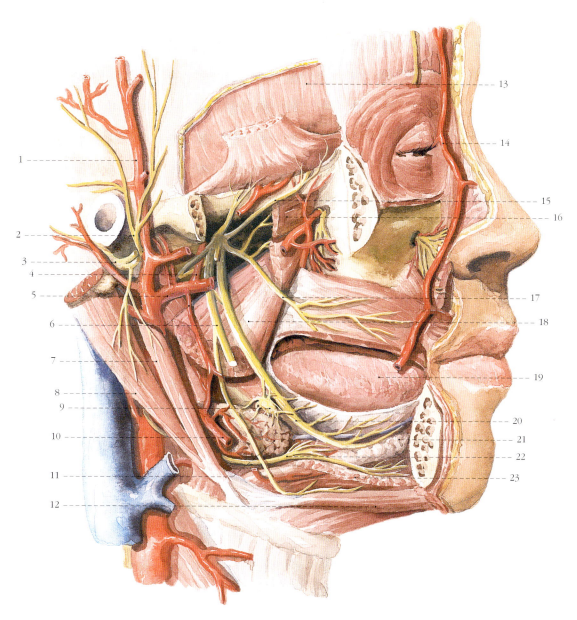

29. 面深层的血管和神经（侧面观）（3）

Blood vessels and nerves of the deep layer of the face (lateral view) (3)

1.颞浅动脉　Superf. temporal a.

2.耳颞神经　Auriculotemporal n.

3.面神经　Facial n.

4.脑膜中动脉　Middle meningeal a.

5.上颌动脉　Maxillary a.

6.下牙槽动脉、神经　Inf. alveolar a., n.

7.茎突舌骨肌　Stylohyoid m.

8.二腹肌后腹　Post. belly of digastric m.

9.下颌神经节　Submandibular ganglion

10.面动脉　Facial a.

11.下颌下腺　Mandibular gland

12.二腹肌前腹　Ant. belly of digastric m.

13.颞肌　Temporalis m.

14.内眦动脉　Angular a.

15.颞深神经　Deep temporal n.

16.翼外肌　Lat. pterygoid m.

17.颊神经　Buccal n.

18.翼内肌　Med. pterygoid m.

19.舌　Tongue

20.舌神经　Lingual n.

21.舌下腺　Sublingual gland

22.舌下神经　Hypoglossal n.

23.下颌舌骨肌　Mylohyoid m.

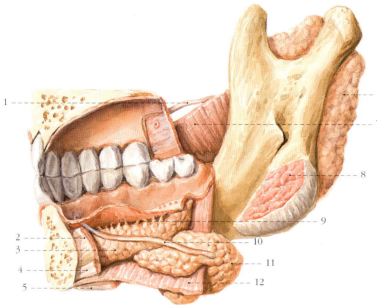

30. 腮腺、舌下腺和下颌下腺
Parotid gland, sublingual gland and submandibular gland

1.腮腺管 Parotid duct
2.颏舌肌 Genioglossus m.
3.舌下腺 Sublingual gland
4.颏舌骨肌 Geniohyoid m.
5.二腹肌前腹 Ant. belly of digastric m.
6.腮腺 Parotid gland
7.咬肌 Masseter m.
8.翼内肌 Med. pterygoid m.
9.舌下腺小管 Minor sublingual ducts
10.下颌下腺管 Submandibular duct
11.下颌下腺 Submandibular gland
12.下颌舌骨肌 Mylohyoid m.
13.颈阔肌 Platysma m.
14.二腹肌前腹 Ant. belly of digastric m.
15.下颌舌骨肌 Mylohyoid m.
16.舌动脉 Lingual a.
17.面动、静脉 Facial a., v.
18.下颌骨下缘 Lower margin of mandible
19.舌神经 Lingual n.
20.下颌下腺和管 Submandibular gland & duct
21.舌下神经 Hypoglossal n.
22.茎突舌肌 Styloglossus m.

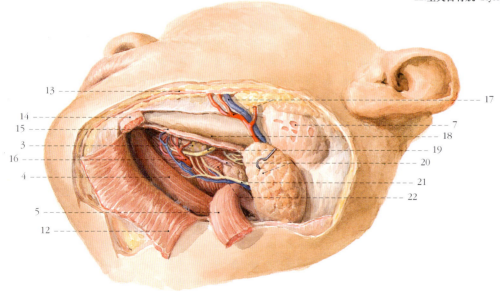

31. 下颌下三角及其内容
Submandibular triangle and its contents

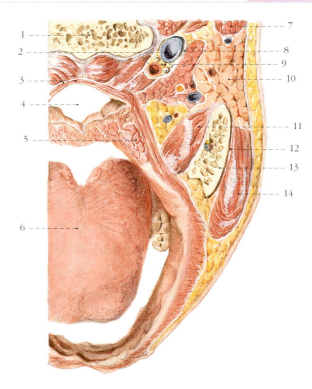

32. 面侧区的间隙（水平断面）
Spaces of the lateral region of the face (horizontal section)

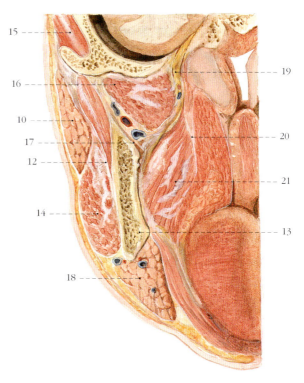

33. 面侧区的间隙（冠状断面）
Spaces of the lateral region of the face (coronal section)

1.枢椎 Axis

2.颈内动、静脉 Int. carotid a., v.

3.咽后间隙和咽上缩肌 Retropharyngeal space and sup. pharyngeal constrictor m.

4.咽 Pharynx

5.咽扁桃体 Palatine tonsil

6.舌 Tongue

7.胸锁乳突肌 Sternocleidomastoid m.

8.颈动脉鞘 Carotid sheath

9.舌咽神经、迷走神经、舌下神经 Glossopharyngeal, vagus, hypoglossal nn.

10.腮腺 Parotid gland

11.翼内肌 Med. pterygoid m.

12.咬肌间隙 Masseter space

13.下颌支 Ramus of mandible

14.咬肌 Masseter m.

15.颞肌 Temporalis m.

16.翼外肌 Lat. pterygoid m.

17.翼颌间隙 Pterygoidomandibular space

18.下颌下腺 Submandibular gland

19.舌神经 Lingual n.

20.咽旁间隙 Lateropharyngeal space

21.翼内肌 Med. pterygoid m.

34. 颅内、外静脉的交通
Communications of the intra and extracranial veins

1.顶导静脉 Parietal emissary v.
2.上矢状窦 Sup. sagittal sinus
3.下矢状窦 Inf. sagittal sinus
4.颞前板障静脉 Ant. temporal diploic v.
5.枕板障静脉 Occipital diploic v.
6.直窦 Straight sinus
7.窦汇 Confluence of sinuses
8.横窦 Transv. sinus
9.枕导静脉 Occipital emissary v.
10.颞后板障静脉 Post. temporal diploic v.
11.乙状窦 Sigmoid sinus
12.乳突导静脉 Mastoid emissary v.

13.枕静脉 Occipital v.
14.髁导静脉 Condylar emissary v.
15.椎静脉丛 Venous plexus of vertebrae
16.颈外静脉 Ext. jugular v.
17.颈内静脉 Int. jugular v.
18.额板障静脉 Frontal diploic v.
19.额导静脉 Frontal emissary v.
20.眶上静脉 Supraorbital v.
21.眼上静脉 Sup. ophthalmic v.
22.内眦静脉 Angular v.
23.海绵窦 Cavernous sinus
24.眶下静脉 Infraorbital v.

25.岩上、下窦 Sup., inf. petrosal sinuses
26.上唇静脉 Sup. labial v.
27.面深静脉 Deep facial v.
28.面静脉 Facial v.
29.翼丛 Pterygoid plexus
30.下唇静脉 Inf. labial v.
31.下牙槽静脉 Inf. alveolar v.
32.下颏静脉 Submental v.
33.下颌后静脉 Retromandibular v.
34.后支 Post. ramus

1.冠状缝 Coronal suture
2.额缝 Frontal suture
3.鼻间缝 Internasal suture
4.上颌间缝 Intermaxillary suture
5.前囟 Ant. fontanelle
6.额结节 Frontal tuber
7.蝶囟 Sphenoid fontanelle
8.下颌缝 Mandibular suture
9.顶结节 Parietal tuber
10.后囟 Post. fontanelle
11.人字缝 Lambdoid suture
12.乳突囟 Mastoid fontanelle
13.颞骨鳞部 Squamous part of temporal bone
14.鼓环 Tympanic anulus
15.蝶骨大翼 Greater wing of sphenoid bone
16.颧骨 Zygomatic bone
17.下颌体 Body of mandible

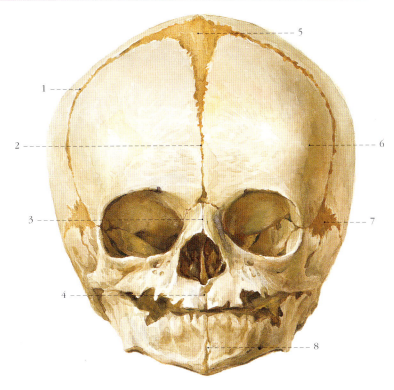

35. 新生儿颅骨（前面观）
Skull of the newborn infant (anterior view)

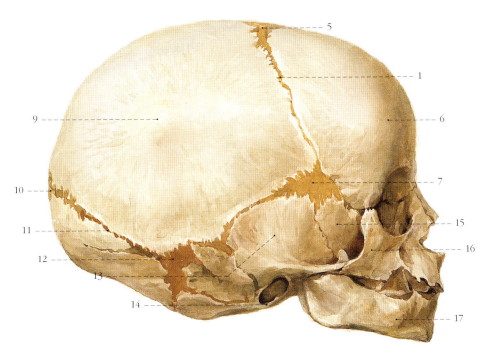

36. 新生儿颅骨（侧面观）
Skull of the newborn infant (lateral view)

1.冠状缝　Coronal suture
2.顶骨　Parietal bone
3.鼻骨　Nasal bone
4.额骨　Frontal bone
5.前囟　Ant. fontanelle
6.矢状缝　Sagittal suture
7.顶结节　Parietal tuber
8.上颌骨腭突　Palatine process of maxilla
9.鼻后孔　Choana
10.颧弓　Zygomatic arch
11.颞骨　Temporal bone
12.枕骨大孔　Foramen magnum of occipital bone
13.枕骨　Occiptal bone
14.后囟　Post. fontanelle
15.下颌体　Body of mandible
16.犁骨　Vomer
17.蝶骨翼突　Pterygoid process of sphenoid bone
18.颞骨岩部　Petrous part of temporal bone
19.鼓环　Tympanic ring
20.颞骨鳞部　Squamous part of temporal bone
21.颞骨乳突部　Mastoid part of temporal bone
22.乳突囟　Mastoid fontanelle

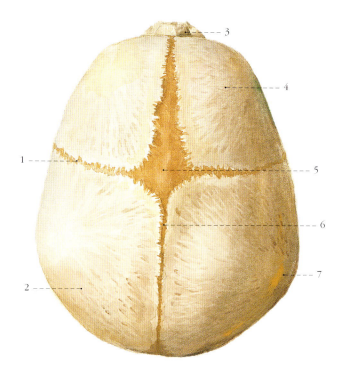

37. 新生儿颅骨（上面观）
Skull of the newborn infant (superior view)

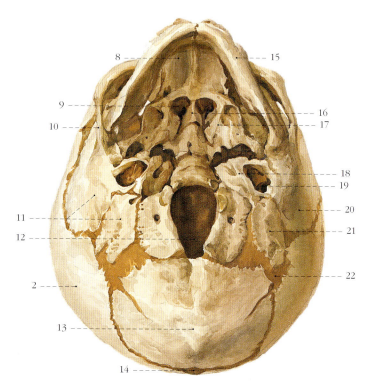

38. 新生儿颅底（外面观）
The base of the skull of the newborn infant (lateral view)

THE NECK

颈 部

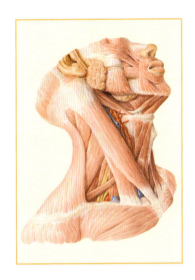

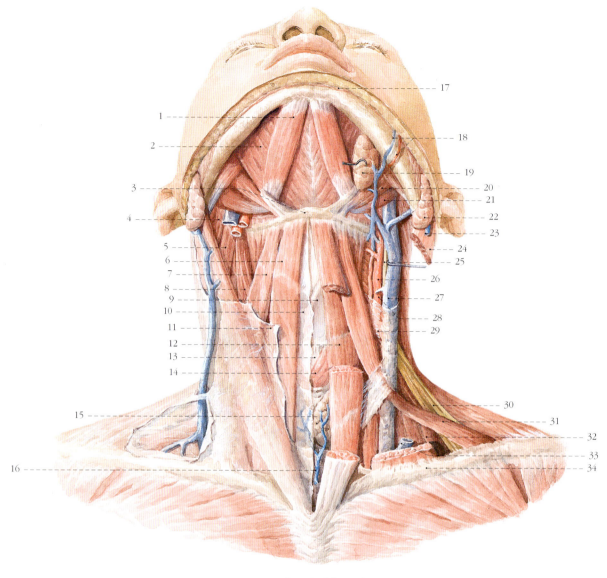

39. 颈部肌肉（前面观）
Muscles of the neck (anterior view)

1.二腹肌前腹 Ant. belly of digastric m.
2.下颌舌骨肌 Mylohyoid m.
3.舌骨 Hyoid bone
4.肩胛提肌 Levator scapulae m.
5.中斜角肌 Scalenus medius m.
6.胸骨舌骨肌 Sternohyoid m.
7.肩胛舌骨肌上腹 Sup. belly of omohyoid m.
8.头长肌 Longus capitis m.
9.甲状软骨 Thyroid cartilage
10.气管前筋膜 Pretracheal fascia
11.封套筋膜 Investing layer of cervical fascia
12.胸骨甲状肌 Sternothyroid m.

13.环甲膜 Cricothyroid membrane
14.环甲肌 Cricothyroid m.
15.甲状腺 Thyroid gland
16.甲状腺下静脉 Inf. thyroid v.
17.颈阔肌 Platysma m.
18.面动、静脉 Facial a., v.
19.下颌下腺 Submandibular gland
20.茎突舌骨肌 Stylohyoid m.
21.二腹肌后腹 Post. belly of digastric m.
22.腮腺 Parotid gland
23.颈外静脉 Ext. jugular v.
24.胸锁乳突肌 Sternocleidomastoid m.

25.迷走神经 Vagus n.
26.颈外动脉 Ext. carotid a.
27.颈内静脉 Int. jugular v.
28.颈总动脉 Common carotid a.
29.颈动脉鞘 Sheath of carotid a.
30.臂丛 Brachial plexus
31.肩胛舌骨肌下腹 Inf. belly of omo-
hyoid m.
32.前斜角肌 Scalenus ant. m.
33.颈外静脉 Ext. jugular v.
34.锁骨 Clavicle

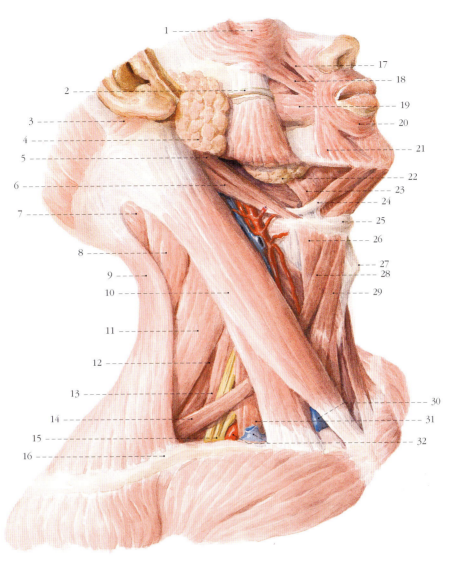

40. 颈部肌肉（侧面观）
Muscles of the neck (lateral view)

1.眼轮匝肌 Orbicularis oculi m.
2.腮腺管 Parotid duct
3.耳后肌 Auricularis post. m.
4.腮腺 Parotid gland
5.茎突舌骨肌 Stylohyoid m.
6.二腹肌后腹 Post. belly of digastric m.
7.头半棘肌 Semispinalis capitis m.
8.头夹肌 Splenius capitis m.
9.斜方肌 Trapezius m.
10.胸锁乳突肌 Sternocleidomastoid m.
11.肩胛提肌 Levator scapulae m.
12.后斜角肌 Scalenus post. m.

13.中斜角肌 Scalenus medius m.
14.肩胛舌骨肌下腹 Inf. belly of omo-
　　hyoid m.
15.臂丛 Brachial plexus
16.锁骨 Clavicle
17.颧小肌 Zygomaticus minor m.
18.颧大肌 Zygomaticus major m.
19.颊肌 Buccinator m.
20.口轮匝肌 Orbicularis oris m.
21.降口角肌 Depressor anguli oris m.
22.下颌下腺 Submandibular gland
23.下颌舌骨肌 Mylohyoid m.

24.二腹肌前腹 Ant. belly of digastric m.
25.舌骨 Hyoid bone
26.甲状舌骨肌 Thyrohyoid m.
27.喉结节 Laryngeal prominence
28.肩胛舌骨肌上腹 Sup. belly of omo-
　　hyoid m.
29.胸骨舌骨肌 Sternohyoid m.
30.颈内静脉 Int. jugular v.
31.前斜角肌 Scalenus ant. m.
32.锁骨下动、静脉 Subclavian a., v.

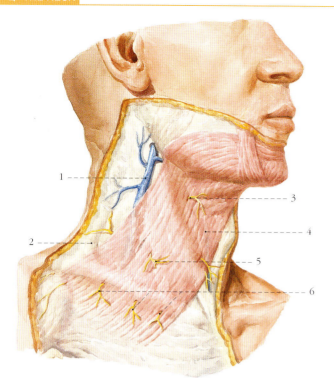

1.颈外静脉 Ext. jugular v.
2.封套筋膜 Investing layer of cervical fascia
3.颈横神经上支 Sup. br. of transv. cervical n.
4.颈阔肌 Platysma m.
5.颈横神经下支 Inf. br. of transv. cervical n.
6.锁骨上神经 Supraclavicular nn.
7.腮腺 Parotid gland

41. 颈部浅层的结构
Structures of the superficial layer of the neck

8.二腹肌后腹 Post. belly of digastric m.
9.颈内静脉 Int. jugular v.
10.喉上动、静脉 Sup. laryngeal a., v.
11.颈外动脉 Ext. carotid a.
12.胸锁乳突肌 Sternocleidomastoid m.
13.甲状腺 Thyroid gland
14.颈前静脉 Ant. jugular v.
15.咬肌 Masseter m.
16.面动、静脉 Facial a., v.
17.下颌后静脉 Retromandibular v.
18.下颌舌骨肌 Mylohyoid m.
19.二腹肌前腹 Ant. belly of digastric m.
20.舌下神经、伴行静脉 Hypoglossal n., accompanying v.
21.颈内动脉 Int. carotid a.
22.肩胛舌骨肌 Omohyoid m.
23.甲状舌骨肌 Thyrohyoid m.
24.甲状腺上动、静脉 Sup. thyroid a., v.
25.胸骨舌骨肌 Sternohyoid m.
26.胸骨甲状肌 Sternothyroid m.

42. 颈动脉三角及其内容（1）
Carotid triangle and its contents (1)

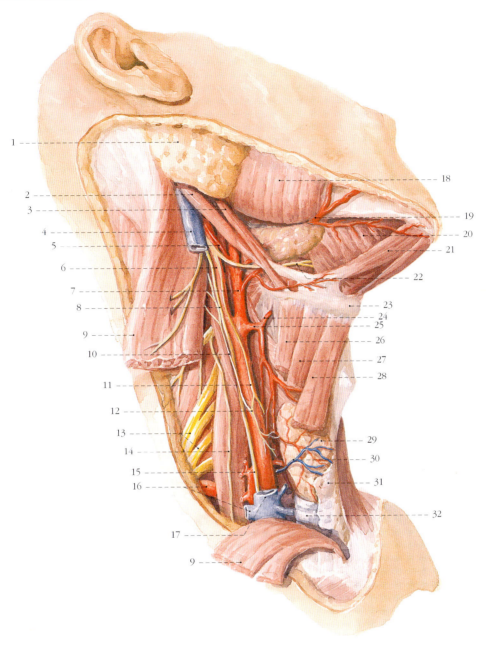

43. 颈动脉三角及其内容（2）
Carotid triangle and its contents (2)

1.腮腺 Parotid gland
2.二腹肌后腹 Post. belly of digastric m.
3.茎突舌骨肌 Stylohyoid m.
4.颈内静脉 Int. jugular v.
5.枕动脉 Occipital a.
6.颈内动脉 Int. carotid a.
7.颈外动脉 Ext. carotid a.
8.颈丛 Cervical plexus
9.胸锁乳突肌 Sternocleidomastoid m.

10.颈袢下根 Inf. root of ansa cervicalis
11.颈袢上根 Sup. root of ansa cervicalis
12.颈袢 Ansa cervicalis
13.臂丛 Brachial plexus
14.膈神经 Phrenic n.
15.迷走神经 Vagus n.
16.锁骨下动、静脉 Subclavian a., v.
17.颈内静脉 Int. jugular v.

18.咬肌 Masseter m.
19.面动脉 Facial a.
20.下颌舌骨肌 Mylohyoid m.
21.二腹肌前腹 Ant. belly of digastric m.
22.舌下神经 Hypoglossal n.
23.舌骨 Hyoid bone
24.喉上动脉 Sup. laryngeal a.
25.甲状腺上动脉 Sup. thyroid a.
26.甲状舌骨肌 Thyrohyoid m.
27.肩胛舌骨肌 Omohyoid m.

28.胸骨舌骨肌 Sternohyoid m.
29.甲状腺 Thyroid gland
30.甲状腺中静脉 Middle thyroid v.
31.气管前筋膜 Pretracheal fascia
32.气管 Trachea

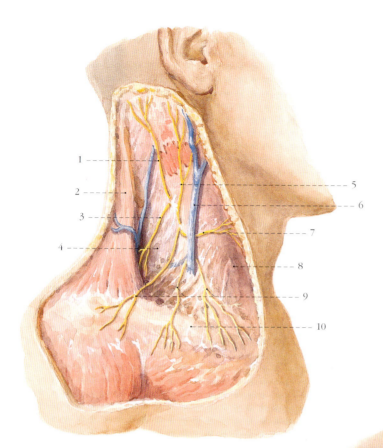

1.枕小神经 Lesser occipital n.
2.斜方肌 Trapezius m.
3.副神经 Accessory n.
4.椎前筋膜 Prevertebral fascia
5.耳大神经 Great auricular n.
6.颈外静脉 Ext. jugular v.
7.颈横神经 Transv. cervical n.
8.胸锁乳突肌、封套筋膜 Sternocleidomastoid
  m., investing layer of cervical fascia
9.锁骨上神经 Supraclavicular nn.
10.锁骨 Clavicle

44. 枕三角及其内容（1）
Occipital triangle and its contents (1)

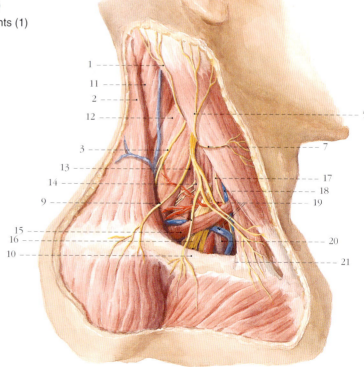

11.头夹肌 Splenius capitis m.
12.肩胛提肌 Lavator scapulae m.
13.后斜角肌 Scalenus post. m.
14.中斜角肌 Scalenus medius m.
15.肩胛舌骨肌下腹 Inf. belly of omohyoid m.
16.臂丛 Brachial plexus
17.膈神经 Phrenic n.
18.颈内静脉 Int. jugular v.
19.颈横动、静脉 Transv. cervical a., v.
20.前斜角肌 Scalenus ant. m.
21.锁骨下动脉 Subclavian a.

45. 枕三角及其内容（2）
Occipital triangle and its contents (2)

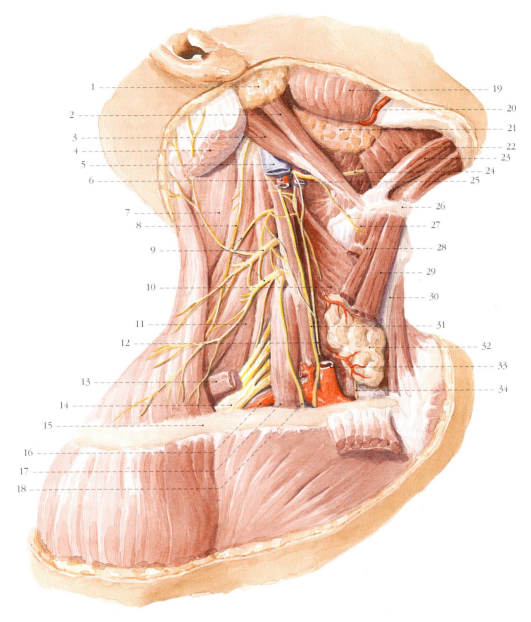

46. 颈部深层的结构
Structures of the deep layer of the neck

1.腮腺 Parotid gland

2.茎突舌骨肌 Stylohyoid m.

3.二腹肌后腹 Post. belly of digastric m.

4.胸锁乳突肌 Sternocleido-mastoid m.

5.颈内静脉 Int. jugular v.

6.颈内动脉 Int. carotid a.

7.头夹肌 Splenius capitis m.

8.副神经 Accessory n.

9.颈丛 Cervical plexus

10.咽下缩肌 Inf. pharyngeal constrictor m.

11.后斜角肌 Scalenus post. m.

12.交感干 Sympathetic trunk

13.肩胛舌骨肌下腹 Inf. belly of omohyoid m.

14.臂丛 Brachial plexus

15.锁骨 Clavicle

16.锁骨下动脉 Subclavian a.

17.前斜角肌 Scalenus ant. m.

18.膈神经 Phrenic n.

19.咬肌 Masseter m.

20.面动脉 Facial a.

21.下颌下腺 Submandibular gland

22.下颌舌骨肌 Mylohyoid m.

23.二腹肌前腹 Ant. belly of digastric m.

24.舌下神经 Hypoglossal n.

25.颈外动脉 Ext. carotid a.

26.舌骨 Hyoid bone

27.甲状舌骨肌 Thyrohyoid m.

28.肩胛舌骨肌上腹 Sup. bel-ly of omohyoid m.

29.胸骨舌骨肌 Sternohy-oid m.

30.胸骨甲状肌 Sternothy-roid m.

31.迷走神经 Vagus n.

32.甲状腺 Thyroid gland

33.颈总动脉 Common ca-rotid a.

34.喉返神经 Recurrent la-ryngeal n.

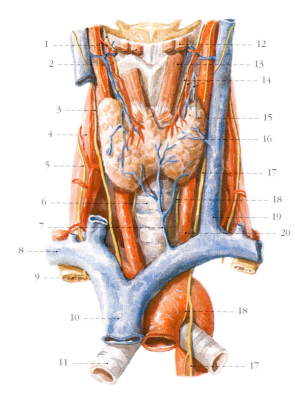

47. 甲状腺及其毗邻（前面观）
Thyroid gland and its relations (anterior view)

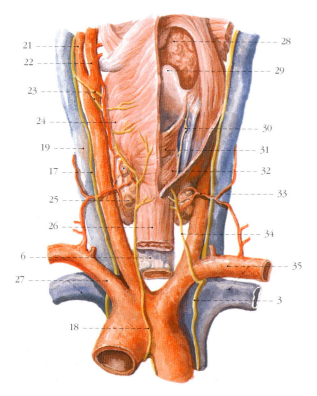

48. 甲状腺及其毗邻（后面观）
Thyroid gland and its relations (posterior view)

1. 喉上动、静脉，喉上神经内支 Sup. laryn-geal a., v., int. br. of sup. laryngeal n.
2. 胸骨舌骨肌 Sternohyoid m.
3. 右迷走神经 Right vagus n.
4. 前斜角肌 Scalenus ant. m.
5. 膈神经 Phrenic n.
6. 气管 Trachea
7. 甲状腺下静脉 Inf. thyroid v.
8. 右锁骨下静脉 Right subclavian v.
9. 第1肋 1st rib
10. 上腔静脉 Sup. vena cava
11. 右主支气管 Right principal bronchus
12. 肩胛舌骨肌 Omohyoid m.
13. 甲状舌骨肌 Thyrohyoid m.
14. 甲状腺上动、静脉，喉上神经外支 Sup. thyroid. a., v., lat. br. of sup. laryngeal n.
15. 甲状腺 Thyroid gland
16. 甲状腺中静脉 Middle thyroid v.
17. 左迷走神经 Left vagus n.
18. 左喉返神经 Left recurrent laryngeal n.
19. 颈内静脉 Int. jugular v.
20. 颈总动脉 Common carotid a.
21. 颈内动脉 Int. carotid a.
22. 颈外动脉 Ext. carotid a.
23. 喉上神经内、外支 Int., lat. br. of sup. la-ryngeal n.
24. 咽缩肌 Pharyngeal constrictor m.
25. 甲状旁腺 Parathyroid gland
26. 食管 Esophagus
27. 左锁骨下动、静脉 Left subclavian a., v.
28. 舌根 Root of tongue
29. 会厌 Epiglottis
30. 喉上神经内支 Int. br. of sup. laryngeal n.
31. 杓斜肌 Oblique arytenoid m.
32. 环杓后肌 Post. circoarytenoid m.
33. 甲状腺下动脉 Inf. thyroid a.
34. 右喉返神经 Right recurrent laryngeal n.
35. 右锁骨下动、静脉 Right subclavian a., v.

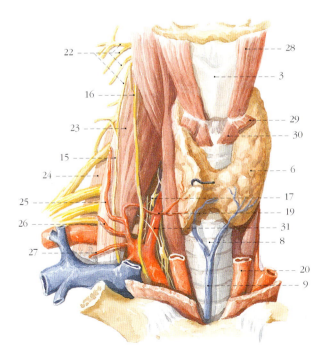

1.舌骨 Hyoid bone

2.甲状舌骨肌 Thyrohyoid m.

3.喉结 Laryngeal prominence

4.喉上神经外支 Ext. br. of sup. laryngeal n.

5.交感干 Sympathetic trunk

6.甲状腺 Thyroid gland

7.甲状腺中静脉 Middle thyroid v.

8.气管 Trachea

9.甲状腺下静脉 Inf. thyroid v.

10.喉返神经 Recurrent laryngeal n.

11.喉上神经内支 Int. br. of sup. laryngeal n.

12.喉上动、静脉 Sup. laryngeal a., v.

13.甲状腺上动、静脉 Sup. thyroid a., v.

14.咽下缩肌 Inf. constrictor m. of pharynx

15.膈神经 Phrenic n.

16.迷走神经 Vagus n.

17.颈中神经节 Middle cervical gangl.

18.颈内静脉 Int. jugular v.

19.甲状腺下动脉 Inf. thyroid a.

20.颈总动脉 Common carotid a.

21.食管 Esophagus

22.颈丛 Cervical plexus

23.前斜角肌 Scalenus ant. m.

24.中斜角肌 Scalenus medius m.

25.颈升动脉 Ascending cervical a.

26.颈横动脉 Transv. cervical a.

27.肩胛上动脉 Suprascapular a.

28.甲状舌骨肌 Thyrohyoid m.

29.胸骨甲状肌 Sternothyroid m.

30.环甲肌 Cricothyroid m.

31.椎动脉 Vertebral a.

49. 甲状腺及其毗邻（侧面观）
Thyroid gland and its relations (lateral view)

50. 前斜角肌及其毗邻
Scalenus anterior muscle and its relations

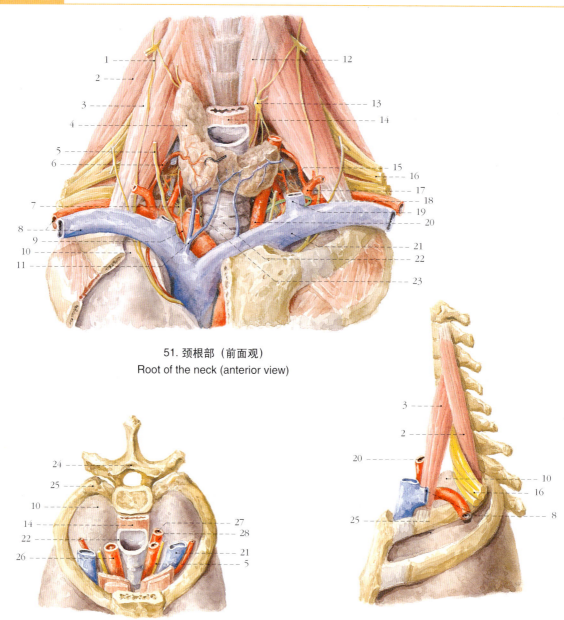

51. 颈根部（前面观）
Root of the neck (anterior view)

52. 颈根部（上面观）
Root of the neck (superior view)

53. 颈根部（侧面观）
Root of the neck (lateral view)

1. 膈神经 Phrenic n.
2. 中斜角肌 Scalenus med. m.
3. 前斜角肌 Scalenus ant. m.
4. 甲状腺 Thyroid gland
5. 迷走神经 Vagus n.
6. 甲状腺下动脉 Inf. thyroid a.
7. 颈胸神经节 Cervicothoracic gangl.
8. 锁骨下动、静脉 Subclavian a., v.
9. 锁骨下袢 Ansa subclavia
10. 胸膜顶 Cupula of pleura

11. 甲状腺下静脉 Inf. thyroid v.
12. 颈长肌 Longus colli m.
13. 颈中神经节 Middle cervical gangl.
14. 食管 Esophagus
15. 椎动脉 Vertebral a.
16. 臂丛 Brachial plexus
17. 甲状颈干 Thyrocervical trunk
18. 胸导管 Thoracic duct
19. 颈内静脉 Int. jugular v.
20. 颈总动脉 Common carotid a.

21. 头臂静脉 Brachiocephalic v.
22. 气管 Trachea
23. 喉返神经 Recurrent laryngeal n.
24. 第1胸椎 1st thoracic vertebra
25. 第1肋 1st rib
26. 头臂干 Brachiocephalic trunk
27. 左锁骨下动脉 Left subclavian a.
28. 左颈总动脉 Left common carotid a.

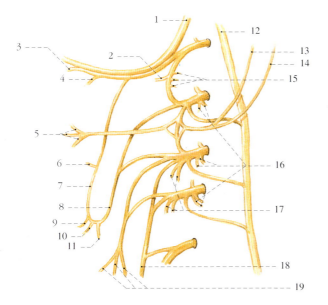

54. 颈丛
Cervical plexus

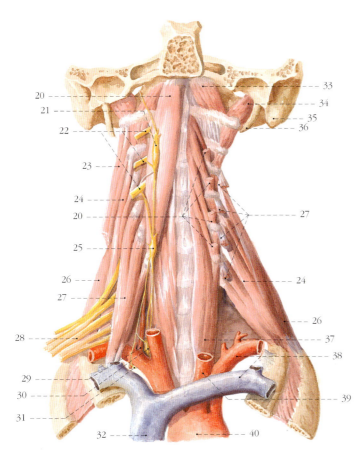

55. 颈部深层肌肉
Muscles of the deep layer of the neck

1.舌下神经 Hypoglossal n.
2.至迷走神经 Communication to vagus n.
3.至颏舌骨肌 To geniohyoid m.
4.至甲状舌骨肌 To thyrohyoid m.
5.颈横神经 Transv. cervical n.
6.至肩胛舌骨肌（上腹）To omohyoid m. (sup. belly)
7.颈袢上根 Sup. root of ansa cervicalis
8.颈袢下根 Inf. root of ansa cervicalis
9.至胸骨甲状肌 To sternothyroid m.
10.至胸骨舌骨肌 To sternohyoid m.
11.至肩胛舌骨肌（下腹）To omohyoid m. (inf. belly)
12.副神经 Accessory n.
13.耳大神经 Great auricular n.
14.枕小神经 Lesser occipital n.
15.至头外侧直肌,头长肌,头前直肌 To rectus capitis lateralis, longus capitis and rectus capitis ant. m.
16.至头长肌,颈长肌 To longus capitis, longus colli m.
17.至斜角肌、肩胛提肌 To scalene and levator scapulae m.
18.膈神经 Phrenic n.
19.锁骨上神经 Supraclavicular n.
20.头长肌 Longus capitis m.
21.颈上神经节 Sup. cervical gangl.
22.颈神经前支 Ant. ramus of cervical n.
23.肩胛提肌 Levator scapulae m.
24.中斜角肌 Scalenus medius m.
25.颈中神经节 Middle cervical gangl.
26.后斜角肌 Scalenus post. m.
27.前斜角肌 Scalenus ant. m.
28.臂丛 Brachial plexus
29.椎动脉 Vertebral a.
30.颈胸神经节 Cervicothoracic gangl.
31.锁骨下袢 Ansa subclavia
32.上腔静脉 Sup. vena cava
33.头前直肌 Rectus capitis ant. m.
34.头外侧直肌 Rectus capitis lateralis m.
35.乳突 Mastoid process
36.茎突 Styloid process
37.颈长肌 Longus colli m.
38.锁骨下动、静脉 Subclavian a., v.
39.颈总动脉 Common carotid a.
40.主动脉弓 Aortic arch

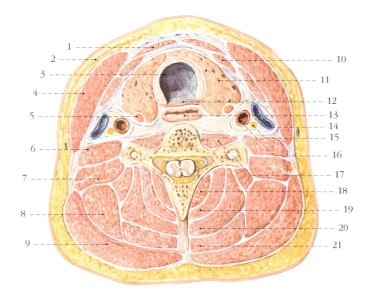

56. 颈部筋膜（水平断面）
Fascia of the neck (horizontal section)

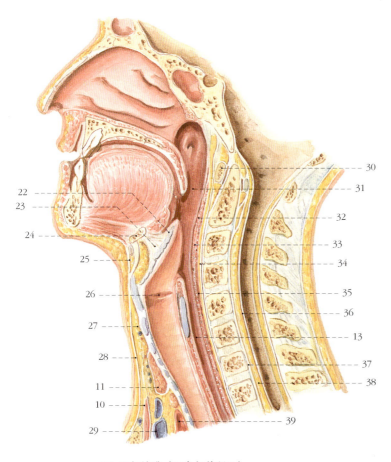

57. 颈部筋膜（正中矢状断面）
Fascia of the neck (median sagittal section)

1.胸骨舌骨肌 Sternohyoid m.
2.颈阔肌 Platysma m.
3.气管软骨 Tracheal cartilage
4.胸锁乳突肌 Sternocleidomastoid m.
5.甲状旁腺 Parathyroid gland
6.前斜角肌 Scalenus ant. m.
7.中、后斜角肌 Scalenus medius., post. m.
8.肩胛提肌 Elevator scapulae m.
9.斜方肌 Trapezius m.
10.胸骨甲状肌 Sternothyroid m.
11.甲状腺 Thyroid gland
12.气管膜壁 Tracheal membranous wall
13.食管 Esophagus
14.颈内静脉 Int. jugular v.
15.迷走神经 Vagus n.
16.颈总动脉 Common carotid a.
17.颈长肌 Longus colli m.
18.回旋肌 Totatores m.
19.多裂肌 Multifidi m.
20.半棘肌 Semispinalis m.
21.头夹肌 Splenius capitis m.
22.会厌软骨 Cartilage of epiglottis
23.舌骨会厌韧带 Hyoepiglottic lig.
24.舌骨 Hyoid bone
25.甲状舌骨正中韧带 Middle thyrohyoid lig.
26.喉 Larynx
27.气管前筋膜 Pretracheal fascia
28.封套筋膜 Investing layer of cervical fascia
29.左头臂静脉 Left brachiocephalic v.
30.寰椎前弓 Ant. arch of atlas
31.咽 Pharynx
32.咽后间隙 Retropharyngeal space
33.椎前筋膜 Prevertebral fascia
34.前纵韧带 Ant. longitudinal lig.
35.椎前间隙 Prevertebral space
36.硬脊膜 Spinal dura mater
37.后纵韧带 Post. longitudinal lig.
38.硬膜外隙 Epidural space
39.头臂干 Brachiocephalic trunk

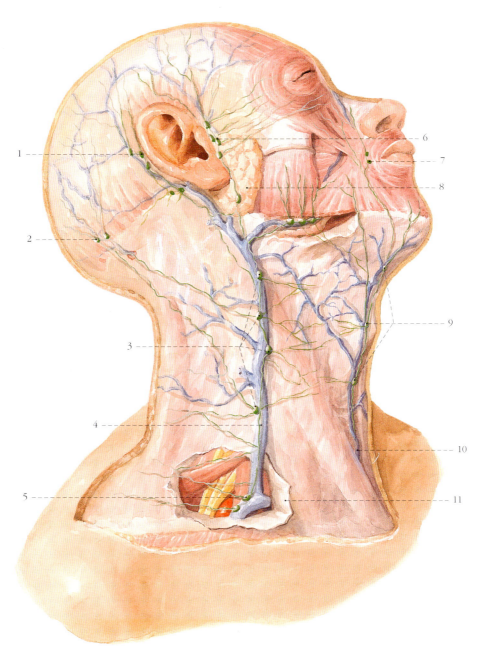

58. 颈部浅层淋巴

Lymph of the superficial layer of the neck

1.耳后淋巴结 Retroauricular lymph nodes

2.枕淋巴结 Occipital lymph nodes

3.颈外侧浅淋巴结 Lat. superf. cervical lymph nodes

4.颈外静脉 Ext. jugular v.

5.锁骨上淋巴结 Supraclavicular lymph nodes

6.腮腺浅淋巴结 Superf. parotid lymph nodes

7.颊肌淋巴结 Buccal lymph nodes

8.腮腺 Parotid gland

9.颈前浅淋巴结 Ant. superf. cervical lymph nodes

10.颈前静脉 Ant. jugular v.

11.封套筋膜 Investing layer of cervical fascia

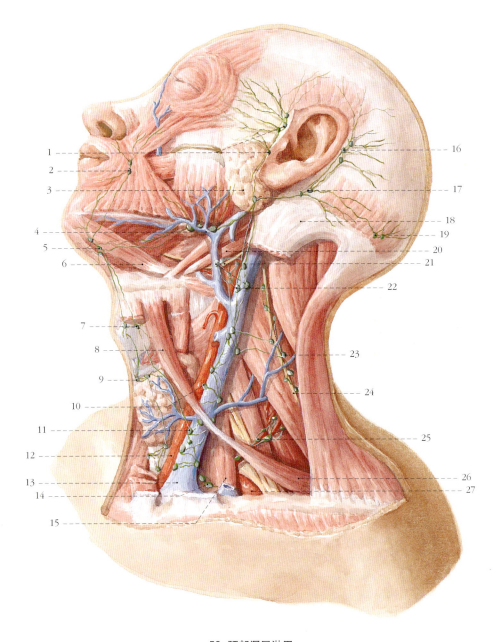

59. 颈部深层淋巴
Lymph of the deep layer of the neck

1.腮腺浅淋巴结 Superf. parotid lymph nodes
2.颊肌淋巴结 Buccal lymph nodes
3.腮腺 Parotid gland
4.面静脉 Facial v.
5.颏下淋巴结 Submental lymph nodes
6.二腹肌前腹 Ant. belly of digastric m.
7.喉前淋巴结 Prelaryngeal lymph nodes
8.肩胛舌骨肌上腹 Sup. belly of omohyoid m.
9.甲状腺淋巴结 Thyroid lymph nodes
10.颈内静脉肩胛舌骨肌淋巴结 Jugu-loomohyoid lymph nodes
11.颈下深淋巴结 Inf. deep cervical lymph node
12.颈总动脉 Common carotid a.
13.颈内静脉 Int. jugular v.
14.锁骨上淋巴结 Supraclavicular lymph nodes
15.前斜角肌 Scalenus ant. m.
16.耳后淋巴结 Retroauricular lymph nodes
17.乳突淋巴结 Mastoid lymph nodes
18.胸锁乳突肌 Sternocleidomastoid m.
19.枕淋巴结 Occipital lymph nodes
20.二腹肌后腹 Post. belly of digastric m.
21.舌下神经 Hypoglossal n.
22.颈内静脉二腹肌淋巴结 Jugulodigastric lymph nodes
23.副神经淋巴结 Lymph nodes of accessory n.
24.副神经 Accessory n.
25.颈横动脉、淋巴结 Transv. cervical a., lymph nodes
26.肩胛舌骨肌下腹 Inf. belly of omohyoid m.
27.锁骨下动脉 Subclavian a.

THE THORAX
胸　部

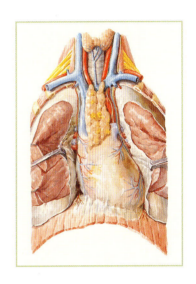

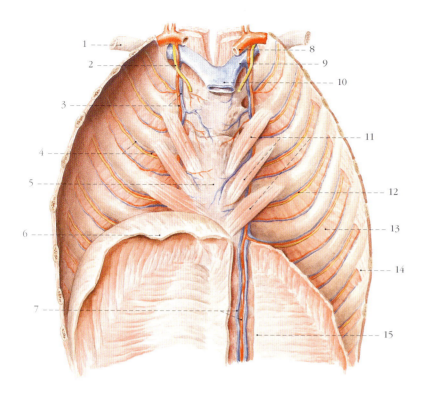

1.锁骨 Clavicle
2.膈神经 Phrenic n.
3.胸廓内动、静脉 Int. thoracic a., v.
4.肋间前动、静脉 Ant. intercostal a., v.
5.胸骨 Sternum
6.膈 Diaphragm
7.腹壁上动、静脉 Sup. epigastric a., v.
8.锁骨下动脉 Subclavian a.
9.头臂静脉 Brachiocephalic v.
10.上腔静脉 Sup. vena cava
11.胸横肌 Transv. thoracis m.
12.肋间神经 Intercostal n.
13.肋间内肌 Int. intercostal m.
14.肋间最内肌 Innermost intercostal m.
15.腹直肌鞘后层 Post. layer of sheath of rectus abdominis m.
16.胸神经后支 Post. br. of thoracic n.
17.肋间后动、静脉，肋间神经 Post. intercostal a., v., intercostal n.
18.肋间神经外侧皮支 Lat. cutaneous br. of intercostal n.
19.奇静脉 Azygos v.
20.肋间外肌 Ext. intercostal m.
21.胸廓内动、静脉 Int. thoracic a., v.
22.脊髓 Spinal cord
23.肋间后动脉 Post. intercostal a.
24.胸交感干 Thoracic sympathetic trunk
25.肋间动脉前皮支 Ant. cutaneous br. of intercostal a.
26.胸主动脉 Thoracic aorta
27.肋间动脉 Intercostal a.

60. 胸前壁（内面观）
The anterior thoracic wall (internal view)

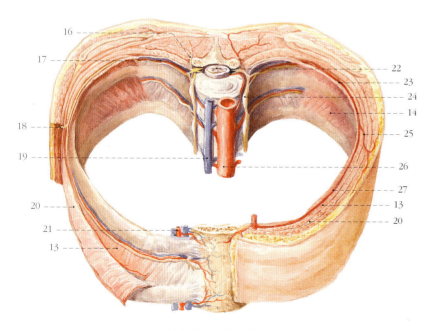

61. 肋间神经及其分布
Intercostal nerves and their distribution

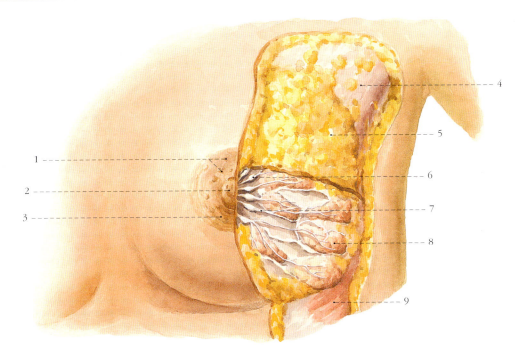

62. 乳房
Mamma

1.乳晕腺 Areolar glands
2.乳头 Nipple
3.乳晕 Areola
4.胸大肌 Pectoralis major m.
5.乳房脂肪体 Fat body of breast
6.输乳管窦 Lactiferous sinus
7.输乳管 Lactiferous duct
8.乳腺小叶 Lobules of mammary gland
9.前锯肌 Serratus ant. m.
10.第1肋 1st rib
11.浅筋膜浅层 Superf. layer of superf. fascia
12.皮肤 Skin
13.乳房悬韧带 Suspensory lig.
14.输乳孔 Lactiferous foramen
15.锁骨 Clavicle
16.胸肌筋膜 Pectoral fascia
17.乳房后隙 Post. space of breast
18.肺 Lung
19.浅筋膜深层 Deep layer of superf. fascia
20.肋间肌 Intercostal mm.

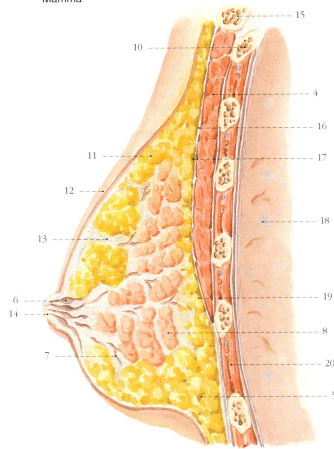

63. 乳房纵切面
Longitudinal section of the mamma

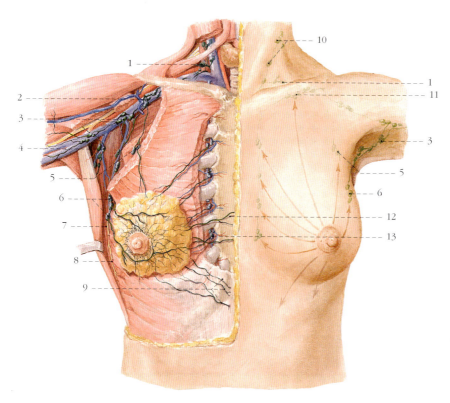

1.锁骨上淋巴结 Supraclavicular lymph nodes
2.尖淋巴结 Apical lymph nodes
3.中央淋巴结 Central lymph nodes
4.肩胛下淋巴结 Subscapular lymph nodes
5.胸肌间淋巴结 Interpectoral lymph nodes
6.胸肌淋巴结 Pectoral lymph nodes
7.胸外侧动脉 Lat. thoracic a.
8.胸长神经 Long thoracic n.
9.至肝的淋巴管 Lymphatic vessels to the liver
10.颈深淋巴结 Deep carvical lymph nodes
11.锁骨下淋巴结 Infraclavicular lymph nodes
12.至对侧乳腺的淋巴管 Lymphatic vessels to the opposite mammary gland
13.胸骨旁淋巴结 Parasternal lymph nodes
14.斜方肌 Trapezius m.
15.胸锁乳突肌 Sternocleidomastoid m.
16.锁骨 Clavicle
17.头静脉 Cephalic v.
18.胸廓内动脉穿支及肋间神经皮支 Perforating br. of int. thoracic a. and cutaneous brr. of intercostal n.
19.三角肌 Deltoid m.
20.胸大肌 Pectoralis major m.
21.背阔肌 Latissimus dorsi m.
22.胸长神经及胸外侧动脉 Long thoracic n. and lat. thoracic a.
23.前锯肌 Serratus anterior m.
24.肋间神经及肋间后动脉的外侧皮支 Intercostal n. and lat. cutaneous brr. of post. intercostal arteries
25.腹直肌鞘前层 Ant. layer of rectus sheath
26.腹外斜肌 Obliquus externus abdominis m.
27.喙突 Coracoid process
28.胸肩峰动脉及胸外侧神经 Thoracoacromial a. and lat. pectoral n.
29.锁胸筋膜 Clavipectoral fascia
30.胸骨肌 Sternalis m.
31.胸内侧神经 Med. pectoral n.
32.胸骨体 Body of sternum
33.胸小肌 Pectoralis minor m.
34.肋间外肌 Ext. intercostal m.
35.剑突 Xiphoid process of sternum
36.白线 Linea alba
37.腹直肌 Rectus abdominis m.
38.腹内斜肌 Obliquus internus abdominis m.

64. 乳腺的淋巴
Lymph of the mammary gland

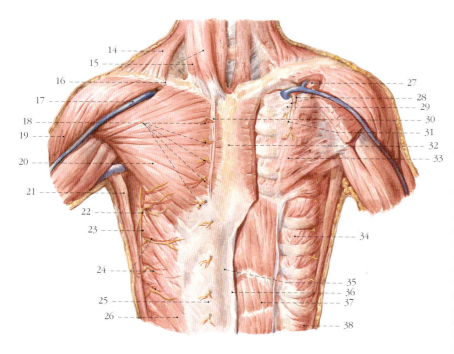

65. 胸前壁
Anterior thoracic wall

1.颈总动脉 Common carotid a
2.头臂干 Brachiocephalic trunk
3.纵隔胸膜 Mediastinal pleura
4.肋胸膜 Costal pleura
5.水平裂 Horizontal fissure
6.斜裂 Oblique fissure
7.膈胸膜 Diaphragmatic pleura
8.胃 Stomatch
9.锁骨下动脉 Subclavian a.
10.主动脉弓 Aortic arch
11.胸骨 Sternum
12.心切迹 Cardiac notch
13.膈 Diaphragm
14.剑突 Xiphoid process
15.肝 Liver
16.横结肠 Transv. colon
17.第 1 肋 1st rib
18.第 3 胸椎棘突 Spinal process of
    3rd thoracic vertebra
19.肩胛骨下角 Inf. angle of scapula
20.第 7 颈椎 7th cervical vertebra
21.第 1 胸椎 1st thoracic vertebra
22.肩胛冈 Spine of scapula
23.肩胛骨内侧缘 Med. margin of
    scapula

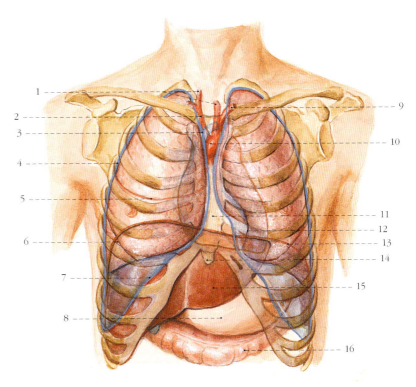

66. 肺和胸膜的体表投影（前面观）
Surface projections of the lungs and pleura (anterior view)

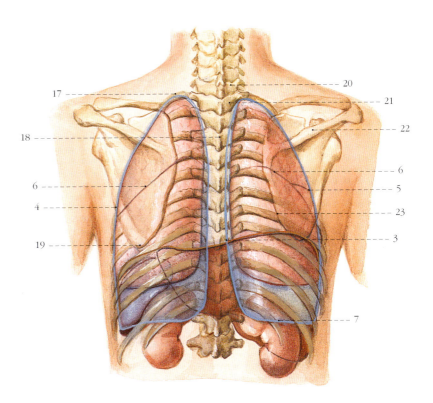

67. 肺和胸膜的体表投影（后面观）
Surface projections of the lungs and pleura (posterior view)

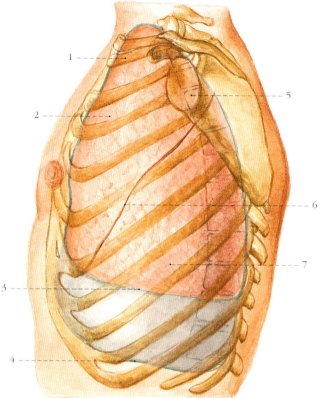

68. 左肺和胸膜的体表投影（左外侧面观）
Surface projections of the left lung and
pleura (left lateral view)

69. 右肺和胸膜的体表投影（右外侧面观）
Surface projections of the right lung and pleura (right
lateral view)

1.第1肋　1st rib
2.左肺上叶　Sup. lobe of left lung
3.肺下界　Lower border of lung
4.胸膜下界　Lower border of pleura
5.第4胸椎　4th thoracic vertebra
6.斜裂　Oblique fissure
7.左肺下叶　Inf. lobe of left lung
8.右肺下叶　Inf. lobe of right lung
9.右肺上叶　Sup. lobe of right lung
10.水平裂　Horizontal fissure
11.右肺中叶　Middle lobe of right lung

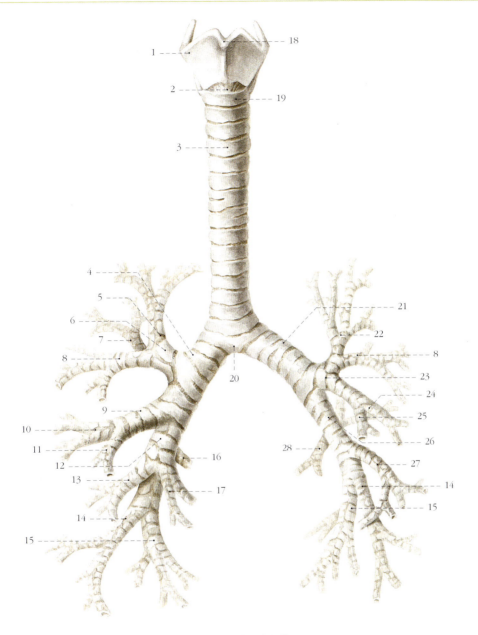

70. 气管和肺段支气管
Trachea and segmental bronchi

1.甲状软骨 Thyroid cartilage
2.环甲正中韧带 Median cricothyroid lig.
3.气管软骨 Tracheal cartilages
4.右主支气管 Right principal bronchus
5.尖段支气管（BⅠ）Apical segmental bronchus
6.右肺上叶支气管 Right sup. lobar bronchus
7.后段支气管（BⅡ）Post. segmental bronchus
8.前段支气管（BⅢ） Ant. segmental bronchus
9.右肺中叶支气管 Right middle lobar bronchus
10.外侧段支气管（BⅣ）Lat. segmental bronchus
11.内侧段支气管（BⅤ）Med. segmental bronchus

12.右肺下叶支气管 Right inf. lobar bronchus
13.前底段支气管（BⅧ）Ant. basal segmental bronchus
14.外侧底段支气管（BⅨ）Lat. basal segmental bronchus
15.后底段支气管（BⅩ）Post. basal segmental bronchus
16.尖（上）段支气管(BⅥ) Apical (sup.) segmental bronchus
17.内侧（心）底段支气管（BⅦ）Med. (cardiac) basal segmental bronchus

18.喉结 Laryngeal prominence
19.环状软骨 Cricoid cartilage
20.气管杈 Bifurcation of trachea
21.左主支气管 Left principal bronchus
22.尖后段支气管（BⅠ＋Ⅱ）Apicoposterior segmental bronchus
23.左肺上叶支气管 Left sup. lobar bronchus
24.上舌段支气管（BⅣ）Sup. lingular bronchus
25.下舌段支气管（BⅤ）Inf. lingular bronchus
26.左肺下叶支气管 Left inf. lobar bronchus
27.前内侧底段支气管（BⅦ＋Ⅷ）Ant. med. basal segmental bronchus
28.上段支气管（BⅥ）Sup. segmental bronchus

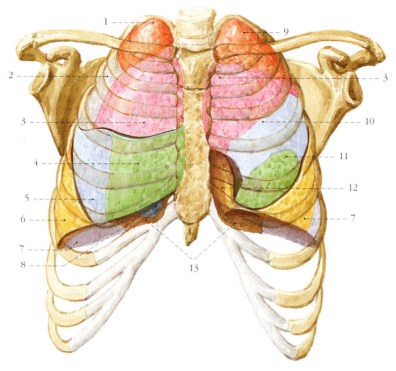

71. 支气管肺段（前面观）
Bronchopulmonary segments (anterior view)

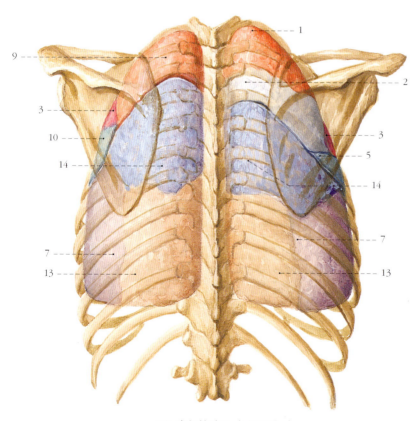

72. 支气管肺段（后面观）
Bronchopulmonary segments (posterior view)

1.尖段（S Ⅰ）Apical segment
2.后段（S Ⅱ）Post. segment
3.前段（S Ⅲ）Ant. segment
4.内侧段（S Ⅴ）Med. segment
5.外侧段（S Ⅳ）Lat. segment
6.前底段（S Ⅷ）Ant. basal segment
7.外侧底段（S Ⅸ）Lat. basal segment
8.内侧底段（SⅦ）Med. basal segment
9.尖后段（S Ⅰ - S Ⅱ）Apicoposterior segment
10.上舌段（S Ⅳ）Sup. lingular segment
11.下舌段（S Ⅴ）Inf. lingular segment
12.前内侧底段（S Ⅶ + Ⅷ）Anteromedial basal segment
13.后底段（S Ⅹ）Post. basal segment
14.上段（S Ⅵ）Sup. segment

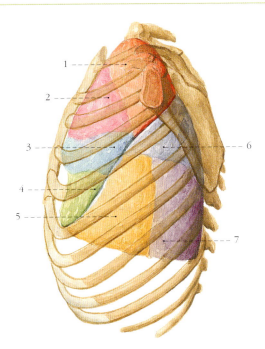

73. 支气管肺段（左外面观）
Bronchopulmonary segments (left lateral view)

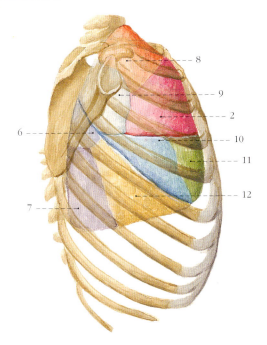

74. 支气管肺段（右外面观）
Bronchopulmonary segments (right lateral view)

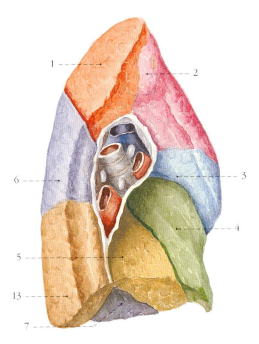

75. 支气管肺段（左内面观）
Bronchopulmonary segments (left medial view)

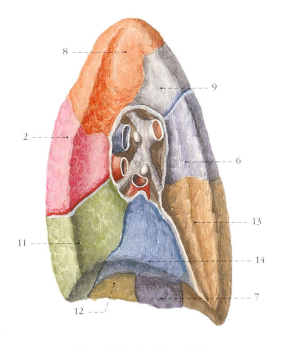

76. 支气管肺段（右内面观）
Bronchopulmonary segments (right medial view)

1.尖后段（S I +S II）Apicoposterior segment
2.前段（S III）Ant. segment
3.上舌段（S IV）Sup. lingular segment
4.下舌段（S V）Inf. lingular segment
5.前内侧底段（S VII+VIII）Anteromedial basal
segment
6.上段（S VI）Sup. segment
7.外侧底段（S IX）Lat. basal segment
8.尖段（S I ）Apical segment
9.后段（S II）Post. segment
10.外侧段（S IV）Lat. segment
11.内侧段（S V）Med. segment
12.前底段（S VIII）Ant. basal segment
13.后底段（S X）Post. basal segment
14.内侧底段（S VII）Med. basal segment

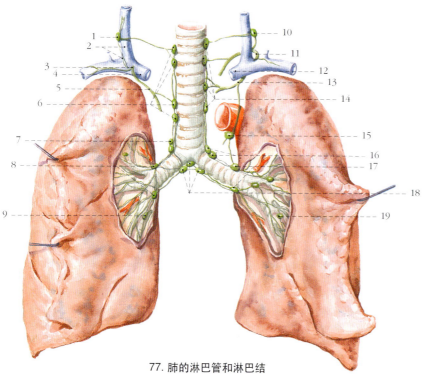

1.右颈下深淋巴结 Right inf. deep cervical lymph node
2.颈内静脉和颈内静脉淋巴干 Int. jugular v. and jugular lymphatic trunk
3.右淋巴导管 Right lymphatic duct
4.右头臂静脉 Right brachiocephalic v.
5.右支气管纵隔淋巴干 Right bronchomediastinal lymphatic trunk
6.右气管旁淋巴结 Right paratracheal lymph nodes
7.右气管支气管上淋巴结 Right sup. tracheobronchial lymph nodes
8.右支气管肺门淋巴结 Right bronchopulmonary hilar lymph nodes
9.右肺淋巴结 Right pulmonary lymph nodes
10.左颈下深淋巴结 Left inf. deep cervical lymph node
11.胸导管 Thoracic duct
12.左头臂静脉 Left brachiocephalic v.
13.左支气管纵隔干 Left bronchomediastinal lymphatic trunk
14.左气管旁淋巴结 Left paratracheal lymph nodes
15.动脉韧带淋巴结 Lymph node of arterial ligament
16.左气管支气管上淋巴结 Left sup. tracheobronchial lymph nodes
17.左支气管肺门淋巴结 Left bronchopulmonary hilar lymph nodes
18.气管支气管下淋巴结 Inf. tracheobronchial lymph nodes
19.左肺淋巴结 Left pulmonary lymph nodes
20.胸锁乳突肌 Sternocleidomastoid. m.
21.甲状腺 Thyroid gland
22.颈内静脉 Int. jugular v.
23.锁骨 Clavicle
24.第 1 肋 1st rib
25.胸腺 Thymus
26.纵隔胸膜 Mediastinal pleura
27.右肺 Right lung
28.肋胸膜 Costal pleura
29.甲状腺下静脉 Inf. thyroid v.
30.颈总动脉 Common carotid a.
31.臂丛 Brachial plexus
32.锁骨下动、静脉 Subclavian a., v.
33.左肺 Left lung
34.心包 Pericardium
35.膈 Diaphragm

77. 肺的淋巴管和淋巴结
Pulmonary lymphatic ducts and lymph nodes

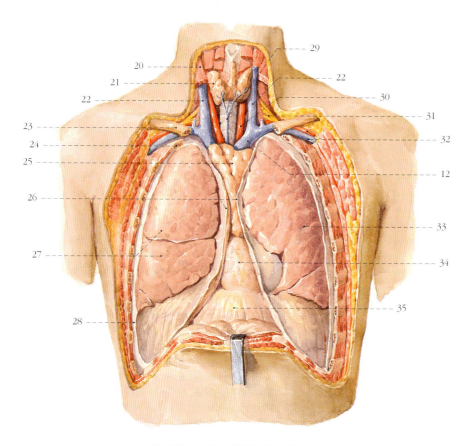

78. 胸腺、心包、胸膜和肺（前面观）
Thymus, pericardium, pleura and lungs (anterior view)

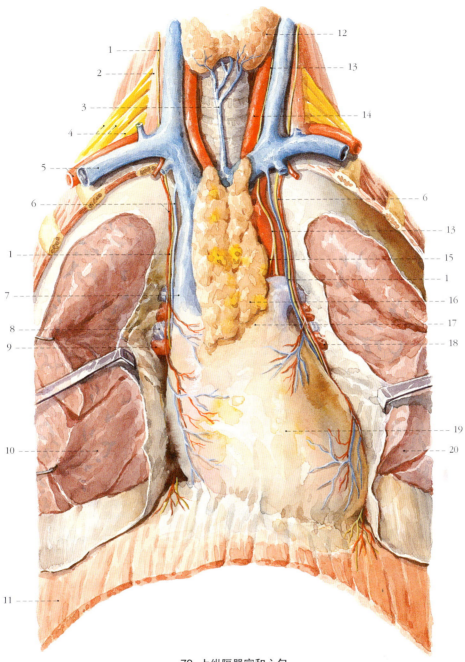

79. 上纵隔器官和心包
Organs of the superior mediastinum and pericardium

1.膈神经　Phrenic n.
2.前斜角肌　Scalenus ant. m.
3.甲状腺下静脉　Inf. thyroid v.
4.臂丛　Brachial plexus
5.锁骨下动、静脉　Subclavian a., v.
6.心包膈动、静脉　Pericardiacophrenic a., v.
7.上腔静脉　Sup. vena cava

8.右主支气管　Right principal bronchus
9.右肺静脉　Right pulmonary v.
10.右肺　Right lung
11.膈　Diaphragm
12.甲状腺　Thyroid gland
13.迷走神经　Vagus n.
14.颈总动脉　Common carotid a.

15.喉返神经　Recurrent laryn-
　　geal n.
16.胸腺　Thymus
17.肺动脉　Pulmonary a.
18.左肺静脉　Left pulmonary v.
19.心包　Pericardium
20.左肺　Left lung

80. 上纵隔的结构和心
Structures of the superior mediastinum and heart

1.气管 Trachea
2.臂丛 Brachial plexus
3.头臂干 Brachiocephalic trunk
4.锁骨下动、静脉 Subclavian a., v.
5.心包膈动、静脉 Pericardiacophrenic a., v.
6.上腔静脉 Sup. vena cava
7.主动脉弓 Aortic arch
8.膈神经 Phrenic n.

9.升主动脉 Ascending aorta
10.右心耳 Right auricle of heart
11.纤维心包 Fibrous pericardium
12.颈总动脉 Common carotid a.
13.颈内静脉 Int. jugular v.
14.迷走神经 Vagus n.
15.头臂静脉 Brachiocephalic vv.
16.喉返神经 Recurrent laryngeal n.

17.动脉韧带 Arterial lig.
18.肺动脉 Pulmonary a.
19.左心耳 Left auricle of heart
20.心 Heart
21.膈 Diaphragm

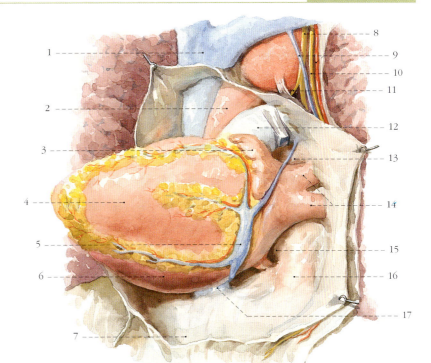

1. 上腔静脉　Sup. vena cava
2. 升主动脉　Ascending aorta
3. 左心耳　Left auricle of heart
4. 左心室　Left ventricle
5. 冠状窦　Coronary sinus
6. 右心室　Right ventricle
7. 膈心包　Diaphragmatic pericardium
8. 迷走神经　Vagus n.
9. 心包膈动、静脉　Pericardiacophrenic a., v.
10. 膈神经　Phrenic n.
11. 喉返神经　Recurrent laryngeal n.
12. 肺动脉　Pulmonary a.
13. 心包横窦　Transv. pericardial sinus
14. 左肺静脉　Left pulmonary vv.
15. 心包斜窦　Oblique pericardial sinus
16. 食管　Esophagus
17. 下腔静脉　Inf. vena cava
18. 左、右头臂静脉　Left, right brachiocephalic vv.
19. 主动脉弓　Aortic arch
20. 纵隔胸膜　Mediastinal pleura
21. 右上、下肺静脉　Right sup., inf. pulmonary vv.
22. 右肺　Right lung
23. 迷走神经前干　Ant. vagus trunk
24. 左、右肺动脉　Left, right pulmonary aa.
25. 左上、下肺静脉　Left sup., inf. pulmonary vv.
26. 左肺　Left lung
27. 胸主动脉　Thoracic aorta

81. 心包腔 (1)
Pericardial cavity (1)

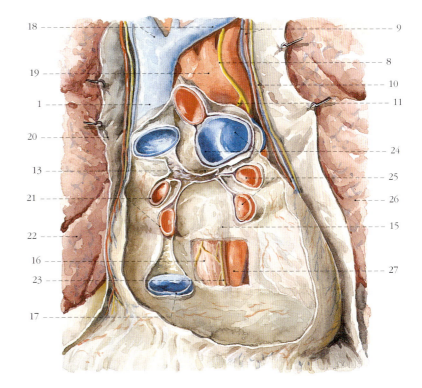

82. 心包腔（2）
Pericardial cavity (2)

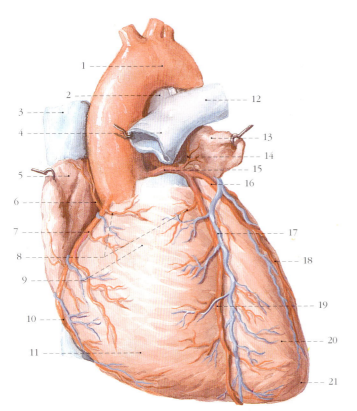

1.主动脉弓 Aortic arch
2.右肺动脉 Right pulmonary a.
3.上腔静脉 Sup. vena cava
4.肺动脉干 Pulmonary trunk
5.右心耳 Right auricle
6.窦房结支 Br. of sinuatrial node
7.右冠状动脉 Right coronary a.
8.动脉圆锥支 Brr. of arterial conus
9.动脉圆锥 Conus arteriosus
10.右缘支 Right marginal br.
11.右心室 Right ventricle
12.左肺动脉 Left pulmonary a.
13.左心耳 Left auricle
14.左房支 Left atrial br.
15.左冠状动脉 Left coronary a.
16.旋支 Circumflex br.
17.心大静脉 Great cardiac v.
18.左缘支 Left marginal br.

83. 心的血管（前面观）
Blood vessels of the heart (anterior view)

19.前室间支 Ant. interventricular br.
20.左心室 Left ventricle
21.心尖 Cardiac apex
22.左肺静脉 Left pulmonary vv.
23.左房斜静脉 Oblique v. of left atrium
24.冠状沟 Coronary sulcus
25.冠状窦 Coronary sinus
26.左室后支 Post. br. of left ventricle
27.左室后静脉 Post. v. of left ventricle
28.右肺静脉 Right pulmonary vv.
29.右心房 Right atrium
30.下腔静脉 Inf. vena cava
31.冠状窦口 Orifice of coronary sinus
32.心小静脉 Small cardiac v.
33.后室间支 Post. interventricular br.
34.心中静脉 Middle cardiac v.

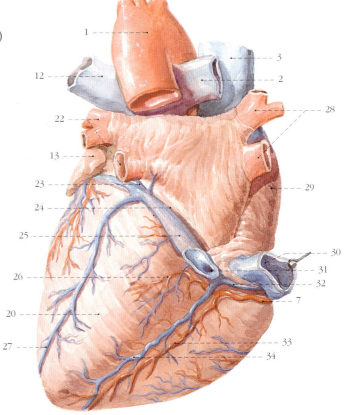

84. 心的血管（后面观）
Blood vessels of the heart (posterior view)

1.主动肪弓 Aortic arch
2.上腔静脉 Sup. vena cava
3.右肺动脉 Right pulmonary a.
4.界嵴 Crista terminalis
5.房间隔 Interatrial septum
6.卵圆窝 Fossa ovalis
7.下腔静脉口、瓣 Orifice, valve
of inf. vena cava
8.肺动脉干 Pulmonary trunk
9.右心耳 Right auricle
10.梳状肌 Pectiante m.
11.右心室 Right ventricle
12.三尖瓣隔侧尖 Septal cusp of
tricuspid valve

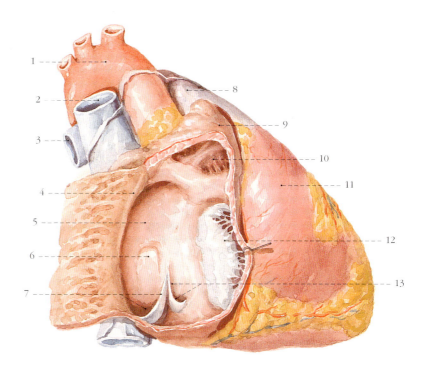

85. 右心房（内面观）
Right atrium (internal view)

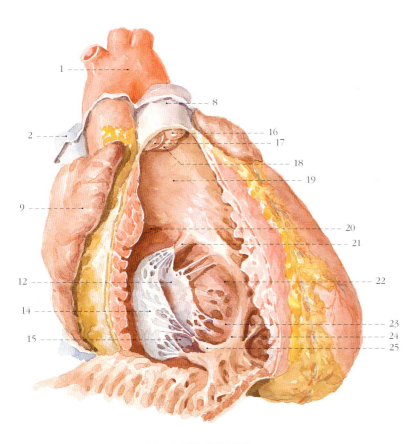

86. 右心室（内面观）
Right ventricle (internal view)

13.冠状窦口、瓣 Orifice, valve of
coronary sinus
14.三尖瓣前尖 Ant. cusp of tricus-
pid valve
15.三尖瓣后尖 Post. cusp of tricus-
pid valve
16.前半月瓣 Ant. semilunar value
17.右半月瓣 Right semilunar valve
18.左半月瓣 Left semilunar valve
19.动脉圆锥 Conus arteriosus
20.室上嵴 Supraventricular crest
21.内侧乳头肌 Med. papillary m.
22.室间隔 Interventricular septum
23.前乳头肌 Ant. papillary m.
24.隔缘肉柱 Septomarginal trabecula
25.后乳头肌 Post. papillary m.

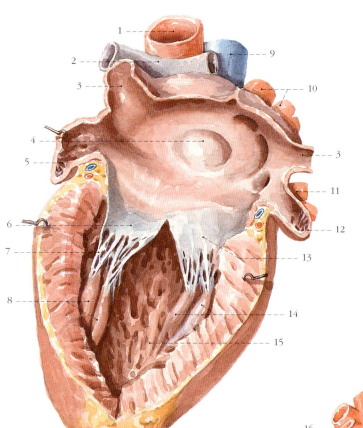

1.主动脉 Aorta
2.肺动脉干 Pulmonary trunk
3.左上肺静脉 Left sup. pulmonary v.
4.卵圆孔 Fossa ovalis
5.梳状肌 Pectinate m.
6.二尖瓣前尖 Ant. cusp of mitral valve
7.腱索 Chordae tendineae
8.前乳头肌 Ant. papillary m.
9.上腔静脉 Sup. vena cava
10.右肺静脉 Right pulmonary v.
11.左下肺静脉 Left inf. pulmonary v.
12.左心耳 Left auricle
13.二尖瓣后尖 Post. cusp of mitral valve
14.后乳头肌 Post. papillary m.
15.肉柱 Trabeculae carneae
16.主动脉弓 Aortic arch
17.肺动脉 Pulmonary a.

87. 左心房和左心室（内面观）
Left atrium and ventricle (internal view)

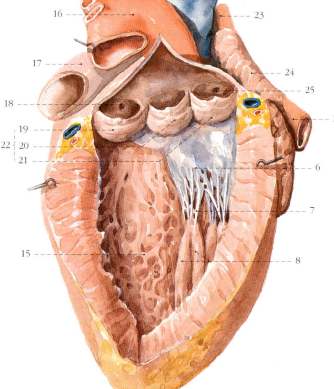

18.右冠状动脉口 Orifice of right coronary a.
19.右半月瓣 Right semilunar valve
20.后半月瓣 Post. semilunar valve
21.左半月瓣 Left semilunar valve
22.主动脉瓣 Aortic valve
23.右上肺静脉 Right sup. pulmonary v.
24.左心房 Left atrium
25.左冠状动脉口 Orifice of left coronary a.
26.左上肺静脉 Left sup. pulmonary v.

88. 左心室（内面观）
Left ventricle (internal view)

1.肺动脉瓣 Valve of pulmonary trunk
2.前半月瓣 Ant. semilunar valve
3.右半月瓣 Right semilunar valve
4.左半月瓣 Left semilunar valve
5.左冠状动脉 Left coronary a.
6.左纤维三角 Left fibrous trigone
7.右纤维三角 Right fibrous trigone
8.二尖瓣 Mitral valve
9.前尖 Ant. cusp
10.后尖 Post. cusp
11.左纤维环 Left fibrous ring
12.主动脉瓣 Aortic valve
13.后半月瓣 Post. semilunar valve
14.右冠状动脉 Right coronary a.
15.右纤维环 Right fibrous ring
16.隔侧尖 Septal cusp
17.三尖瓣 Tricuspid valve

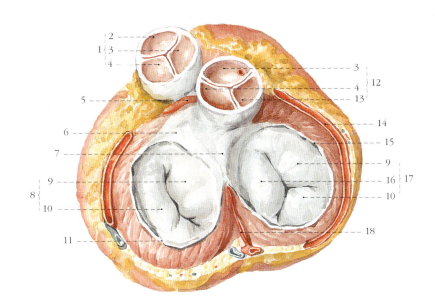

89. 心脏的瓣膜（上面观）
Valves of the heart (superior view)

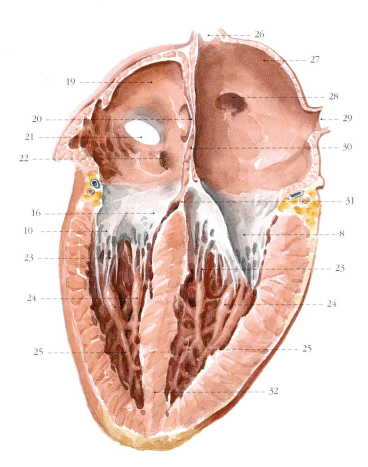

90. 房间隔和室间隔
Interatrial septum and interventricular septum

18.房室结支 Br. of atrioventricular node
19.右心房 Right atrium
20.卵圆窝 Fossa ovalis
21.下腔静脉口 Orifice of inf. vena cava
22.冠状窦口 Orifice of coronary sinus
23.腱索 Chordae tendineae
24.乳头肌 Papillary m.
25.肉柱 Trabeculae carneae
26.右肺静脉 Right pulmonary v.
27.左心房 Left atrium
28.右肺静脉口 Orifice of right pulmonary v.
29.左肺静脉 Left pulmonary v.
30.房间隔 Interatrial septum
31.室间隔膜部 Membranous part of inter-
ventricular septum
32.室间隔肌部 Muscular part of interven-
tricular septum

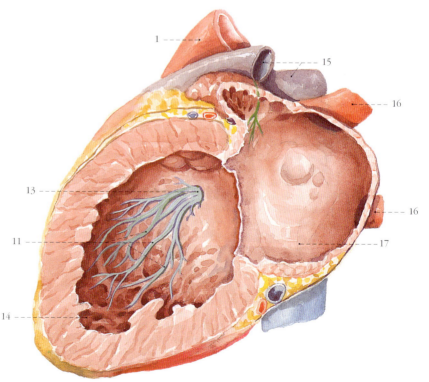

1.主动脉 Aorta
2.上腔静脉 Sup. vena cava
3.窦房结 Sinuatrial node
4.前、中、后结间束 Ant., middle, post. internodal tracts
5.卵圆窝 Fossa ovalis
6.右心房 Right atrium
7.肺动脉 Pulmonary a.
8.右心耳 Right auricle
9.右束支 Right bundle br.
10.房室结 Atrioventricular node
11.心内膜下支 Subendocardial brr.
12.右心室 Right ventricle
13.左束支 Left bundle br.
14.左心室 Left ventricle
15.左、右肺动脉 Left, right pulmonary aa.
16.肺静脉 Pulmonary vv.
17.左心房 Left atrium

91. 心传导系统（右内面观）
Conduction system of the heart (right internal view)

92. 心传导系统（左内面观）
Conduction system of the heart (left internal view)

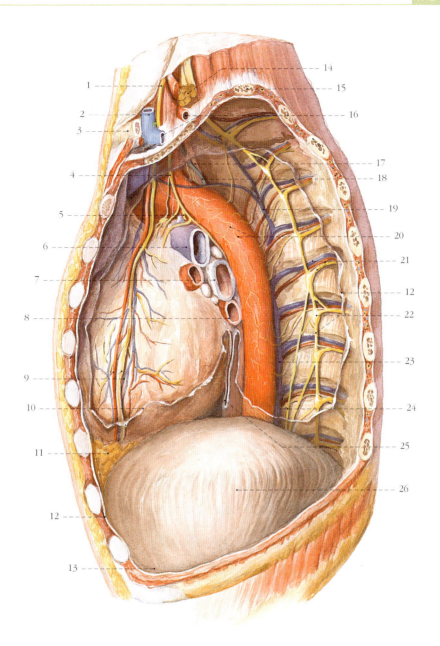

93. 纵隔（左内面观）
Mediastinum (left internal view)

1.膈神经 Phrenic n.

2.颈内静脉 Int. jugular v.

3.锁骨 Clavicle

4.左迷走神经 Left vagus n.

5.喉返神经 Recurrent laryngeal n.

6.左肺动脉 Left pulmonary a.

7.左主支气管 Left principal bronchus

8.左肺静脉 Left pulmonary v.

9.膈神经、心包膈动、静脉 Phrenic n., pericardiacophrenic a., v.

10.纵隔胸膜 Mediastinal pleura

11.胸膜下脂肪体 Subpleural fat body

12.肋胸膜 Costal pleura

13.肋膈隐窝 Costodiaphragmatic recess

14.臂丛 Brachial plexus

15.第 1 肋 1st rib

16.锁骨下动、静脉 Subclavian a., v.

17.食管 Esophagus

18.胸导管 Thoracic duct

19.副半奇静脉 Accessory hemiazygos v.

20.胸主动脉、主动脉丛 Thoracic aorta, aortic plexus

21.肋间动、静脉、神经 Intercostal a., v., n.

22.胸交感神经节、胸交感干 Thoracic sympathetic gangl., thoracic sympathetic trunk

23.半奇静脉 Hemiazygos v.

24.内脏大神经 Greater splanchnic n.

25.肺韧带 Pulmonary lig.

26.膈胸膜 Diaphragmatic pleura

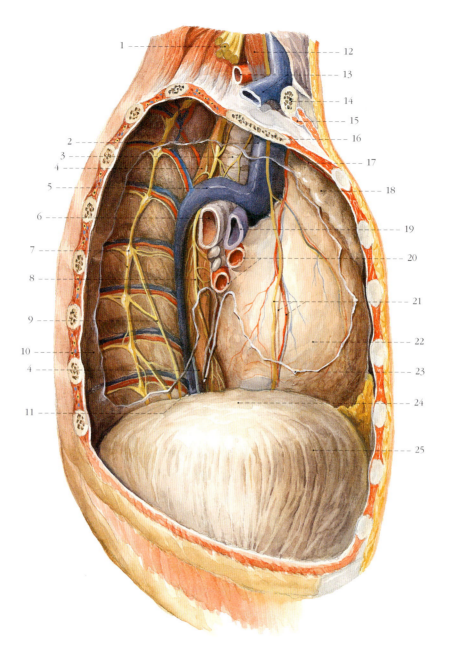

94. 纵隔（右内面观）
Mediastinum (right internal view)

1.臂丛 Brachial plexus
2.上腔静脉 Sup. vena cava
3.气管 Trachea
4.食管 Esophagus
5.奇静脉 Azygos v.
6.右主支气管 Right principal bronchus
7.胸交感神经节、胸交感干 Thoracic sympathetic gangl., Thoracic sympathetic trunk
8.右迷走神经 Right vagus n.

9.内脏大神经 Greater splanchnic n.
10.肋胸膜 Costal pleura
11.肺韧带 Pulmonary lig.
12.前斜角肌 Scalenus ant. m.
13.锁骨下动、静脉 Subclavian a., v.
14.锁骨 Clavicle
15.锁骨下肌 Subclavicular m.
16.第1肋 1st rib
17.胸廓内动脉 Int. thoracic a.

18.胸腺 Thymus
19.肺动脉 Pulmonary a.
20.肺静脉 Pulmonary vv.
21.膈神经，心包膈动、静脉 Phrenic n., pericardiacophrenic a., v.
22.心包 Pericardium
23.纵膈胸膜 Mediastinal pleura
24.中心腱 Central tendon
25.膈胸膜 Diaphragmatic pleura

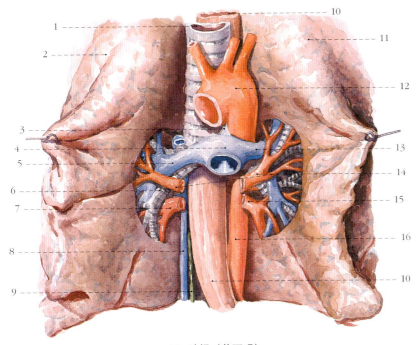

95. 肺根（前面观）
Pulmonary roots (anterior view)

1.气管　Trachea
2.右肺　Right lung
3.动脉韧带　Arterial lig.
4.肺动脉干　Pulmonary trunk
5.右肺动脉　Right pulmonary a.
6.右肺中、下叶支气管　Right middle, inf. lobar bronchi
7.右下肺静脉　Right inf. pulmonary v.
8.奇静脉　Azygos v.
9.胸导管　Thoracic duct
10.食管　Esophagus
11.左肺　Left lung
12.主动脉弓　Aortic arch
13.左肺动脉　Left pulmonary a.
14.左、右上肺静脉　Left, right sup. pulmonary v.
15.左下肺静脉　Left inf. pulmonary v.
16.胸主动脉　Thoracic aorta
17.左肺上叶　Sup. lobe of left lung
18.左主支气管　Left principal bronchus
19.左肺下叶　Inf. lobe of left lung
20.心包　Pericardium
21.上腔静脉　Sup. vena cava
22.右肺上叶　Sup. lobe of right lung
23.右肺上叶支气管　Right sup. lobar bronchus
24.右肺中叶支气管　Right middle lobar bronchus
25.右肺下叶支气管　Right inf. lobar bronchus
26.右肺下叶　Inf. lobe of right lung
27.膈　Diaphragm

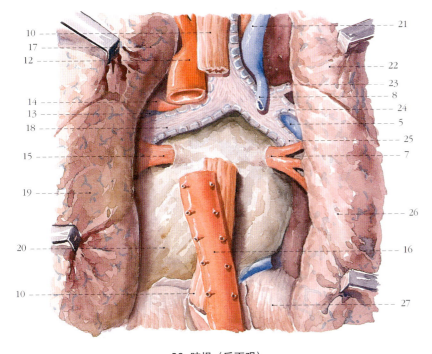

96. 肺根（后面观）
Pulmonary roots (posterior view)

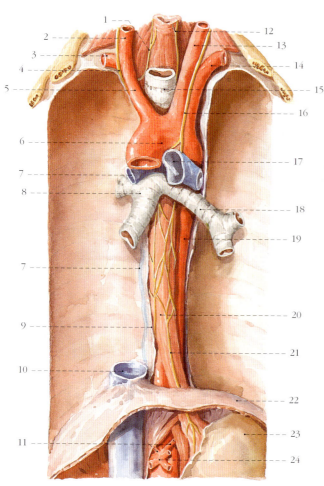

1.右喉返神经 Right recurrent laryngeal n.
2.右颈总动脉 Right common carotid a.
3.右锁骨下动脉 Right subclavian a.
4.右迷走神经 Right vagus n.
5.头臂干 Brachiocephalic trunk
6.主动脉弓 Aortic arch
7.奇静脉 Azygos v.
8.右主支气管 Right principal bronchus
9.纵隔胸膜 Mediastinal pleura
10.下腔静脉 Inf. vena cava
11.膈下动脉 Inf. phrenic artery
12.左喉返神经 Left recurrent laryngeal n.
13.左颈总动脉 Left common carotid a.

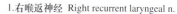

97. 后纵隔（1）
Posterior mediastinum (1)

14.左锁骨下动脉 Left subclavian a.
15.气管 Trachea
16.左迷走神经 Left vagus n.
17.肺动脉干 Pulmonary trunk
18.左主支气管 Left principal bronchus
19.胸主动脉 Thoracic aorta
20.食管 Esophagus
21.迷走神经前干 Ant. vagal trunk
22.膈 Diaphragm
23.胃 Stomach
24.腹腔干 Celiac trunk
25.右支气管动脉 Right bronchial a.
26.支气管上动脉 Sup. bronchial a.
27.支气管下动脉 Inf. bronchial a.
28.食管支 Esophageal br.

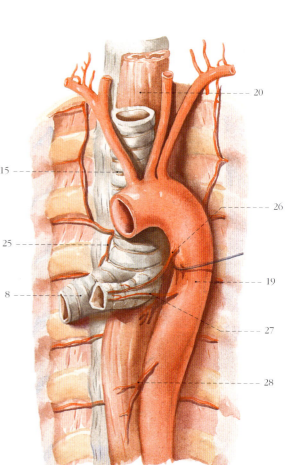

98. 支气管动脉
Bronchial arteries

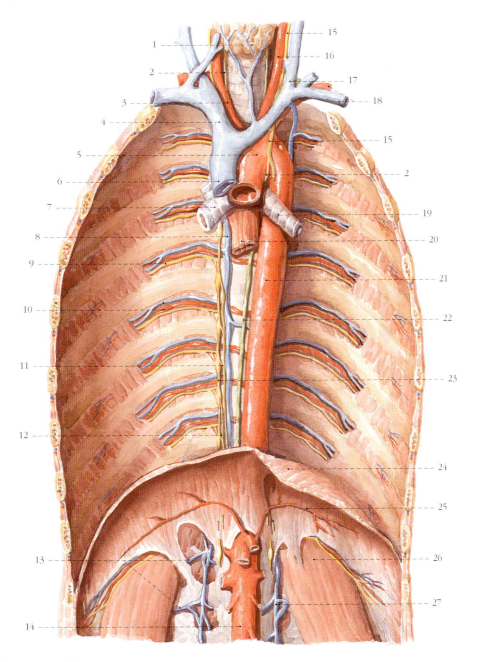

99. 后纵隔（2）

Posterior mediastinum (2)

1.甲状腺 Thyroid gland
2.喉返神经 Recurrent laryngeal n.
3.头臂干 Brachiocephalic trunk
4.右头臂静脉 Right brachiocephalic v.
5.主动脉弓 Aortic arch
6.上腔静脉 Sup. vena cava
7.右主支气管 Right principal bronchus
8.奇静脉 Azygos v.
9.肋间神经 Intercostal n.
10.肋间后动、静脉 Post. intercostal a., v.

11.内脏大神经 Greater splanchnic n.
12.内脏小神经 Lesser splanchnic n.
13.腰静脉 Lumbar vv.
14.腹主动脉 Abdominal aorta
15.迷走神经 Vagus n.
16.颈总动脉 Common carotid a.
17.颈内静脉 Int. jugular v.
18.锁骨下动、静脉 Subclavian a., v.
19.左主支气管 Left principal bronchus
20.食管 Esophagus

21.胸主动脉 Thoracic aorta
22.胸导管 Thoracic duct
23.交感干 Sympathetic trunk
24.膈 Diaphragm
25.膈下动脉 Inf. phrenic a.
26.腰方肌 Quadratus lumborum m.
27.腰升静脉 Ascending lumbar v.

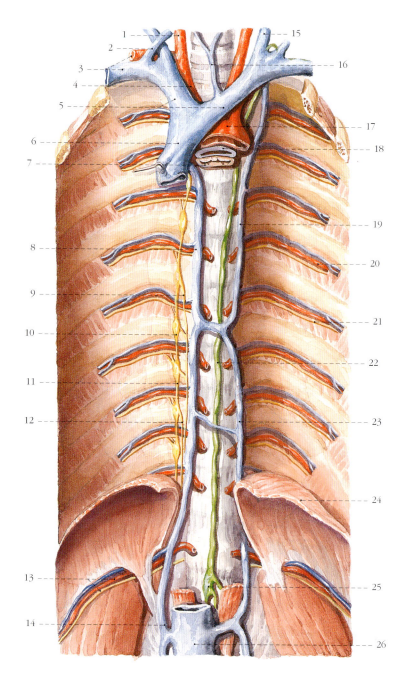

100. 后纵隔（3）
Posterior mediastinum (3)

1.颈总动脉 Common carotid a.
2.颈外静脉 Ext. jugular v.
3.锁骨下动、静脉 Subclavian a., v.
4.头臂干 Brachiocephalic trunk
5.头臂静脉 Brachiocephalic vv.
6.上腔静脉 Sup. vena cava
7.食管 Esophagus
8.奇静脉 Azygos v.
9.内脏大神经 Greater splanchnic n.

10.胸神经节 Thoracic gangl.
11.交感干 Sympathetic trunk
12.内脏小神经 Lesser splanchnic n.
13.肋下动、静脉、神经 Subcostal a., v., n.
14.腰升静脉 Ascending lumbar v.
15.颈内静脉 Int. jugular v.
16.甲状腺下静脉 Inf. thyroid v.
17.主动脉弓 Aortic arch
18.气管 Trachea

19.副半奇静脉 Accessory hemiazygos v.
20.肋间后动、静脉 Post. intercostal a., v.
21.肋间神经 Intercostal n.
22.胸导管 Thoracic duct
23.半奇静脉 Hemiazygos v.
24.膈 Diaphagm
25.乳糜池 Cisterna chyli
26.下腔静脉 Inf. vena cava

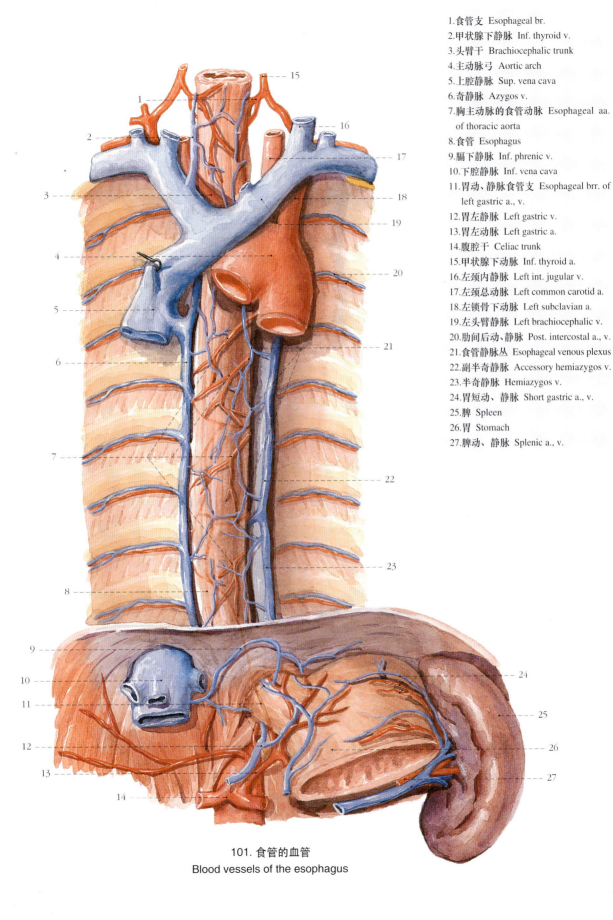

1.食管支 Esophageal br.
2.甲状腺下静脉 Inf. thyroid v.
3.头臂干 Brachiocephalic trunk
4.主动脉弓 Aortic arch
5.上腔静脉 Sup. vena cava
6.奇静脉 Azygos v.
7.胸主动脉的食管动脉 Esophageal aa.
  of thoracic aorta
8.食管 Esophagus
9.膈下静脉 Inf. phrenic v.
10.下腔静脉 Inf. vena cava
11.胃动、静脉食管支 Esophageal brr. of
  left gastric a., v.
12.胃左静脉 Left gastric v.
13.胃左动脉 Left gastric a.
14.腹腔干 Celiac trunk
15.甲状腺下动脉 Inf. thyroid a.
16.左颈内静脉 Left int. jugular v.
17.左颈总动脉 Left common carotid a.
18.左锁骨下动脉 Left subclavian a.
19.左头臂静脉 Left brachiocephalic v.
20.肋间后动、静脉 Post. intercostal a., v.
21.食管静脉丛 Esophageal venous plexus
22.副半奇静脉 Accessory hemiazygos v.
23.半奇静脉 Hemiazygos v.
24.胃短动、静脉 Short gastric a., v.
25.脾 Spleen
26.胃 Stomach
27.脾动、静脉 Splenic a., v.

101. 食管的血管
Blood vessels of the esophagus

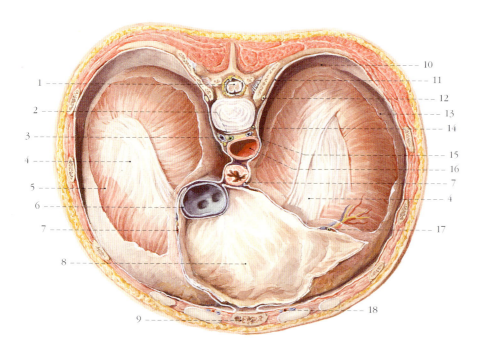

1. 脊髓 Spinal cord
2. 胸导管 Thoracic duct
3. 奇静脉 Azygos v.
4. 中心腱 Central tendon
5. 膈 Diaphragm
6. 下腔静脉 Inf. vena cava
7. 纵隔胸膜 Mediastinal pleura
8. 心包膈部 Diaphragmatic part of pericardium
9. 胸骨 Sternum
10. 肋膈隐窝 Costodiaphragmatic recess
11. 肋胸膜 Costal pleura
12. 交感神经干 Sympathetic trunk
13. 膈胸膜 Diaphragmatic pleura
14. 内脏大神经 Greater splanchnic n.
15. 半奇静脉 Hemiazygos v.
16. 胸主动脉 Thoracic aorta
17. 心包膈动静脉，膈神经 Pericardiacophrenic a., v., phrenic n.
18. 胸廓内动、静脉 Int. thoracic a., v.
19. 胸肋三角 Sternocostal triangles
20. 右膈神经前支 Ant. br. of right phrenic n.
21. 腔静脉孔 Vena caval foramen
22. 右膈下静脉 Right inf. phrenic v.
23. 肝静脉 Hepatic v.
24. 食管裂孔、食管 Esophageal hiatus, esophagus
25. 右脚 Right crus
26. 主动脉裂孔、腹主动脉 Aortic hiatus, abdominal aorta
27. 腰大肌 Psoas major m.
28. 腰方肌 Quadratus lumborum m.
29. 左膈神经前支 Ant. br. of left phrenic n.
30. 左膈神经 Left phrenic n.
31. 前支 Ant. br.
32. 后支 Post. br.
33. 左膈下动脉 Left inf. phrenic a.
34. 肋软骨 Costal cartilage
35. 内脏小神经 Lesser splanchnic n.
36. 腰肋三角 Lumbocostal triangle
37. 内侧弓状韧带 Med. arcuate lig.
38. 外侧弓状韧带 Lat. arcuate lig.

102. 膈（上面观）
Diaphragm (superior view)

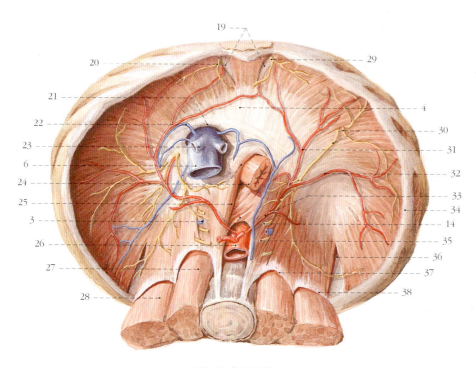

103. 膈（下面观）
Diaphragm (inferior view)

THE ABDOMEN

腹　部

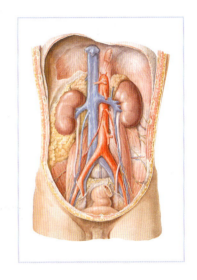

104. 腹部分区和器官投影
Subregions of the abdomen and surface projections of the organs

1.右季肋区 Right hypochondriac region

2.经肋弓下线 Trans-subcostal arch line

3.右外侧区 Right lat. region

4.髂结节间线 Intertubercular line

5.右髂区 Right iliac region

6.右腹股沟韧带中线 Right midinguinal lig. line

7.腹上区 Epigastric region

8.左季肋区 Left hypochondriac region

9.脐区 Umbilical region

10.左外侧区 Left lat. region

11.左髂区 Left iliac region

12.腹下区 Hypogastric region

13.左腹股沟韧带中线 Left midinguinal lig. line

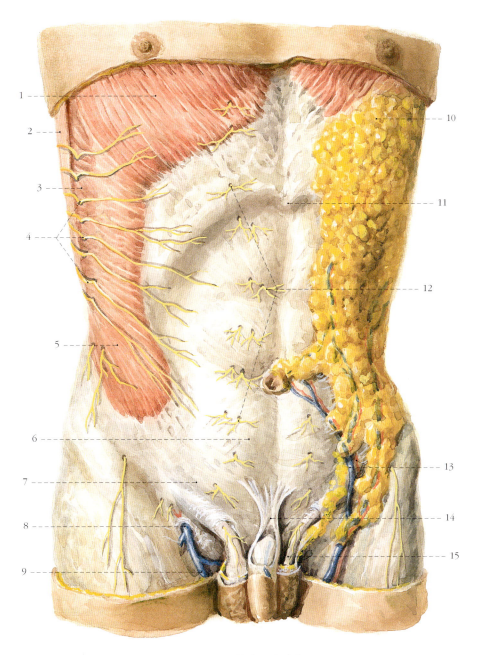

105. 腹前外侧壁（1）
Anterolateral abdominal wall (1)

1.胸大肌 Pectoralis major m.
2.背阔肌 Latissimus dorsi m.
3.前锯肌 Serratus ant. m.
4.肋间神经外侧皮支 Lat. cutaneous brr. of intercostal nn.
5.腹外斜肌 Obliquus externus abdominis m.
6.腹直肌鞘前层 Ant. layer of sheath of rectus abdominis m.
7.腹外斜肌腱膜 Aponeurosis of obliquus externus abdominis m.
8.卵圆窝 Fossa ovalis
9.大隐静脉 Great saphenous v.
10.浅筋膜 Superf. fascia
11.剑突 Xiphoid process
12.肋间神经前皮支 Ant. cutaneous brr. of intercostal nn.
13.腹壁浅动、静脉 Superf. epigastric a., v.
14.阴茎悬韧带 Suspensory lig. of penis
15.精索 Spermatic cord

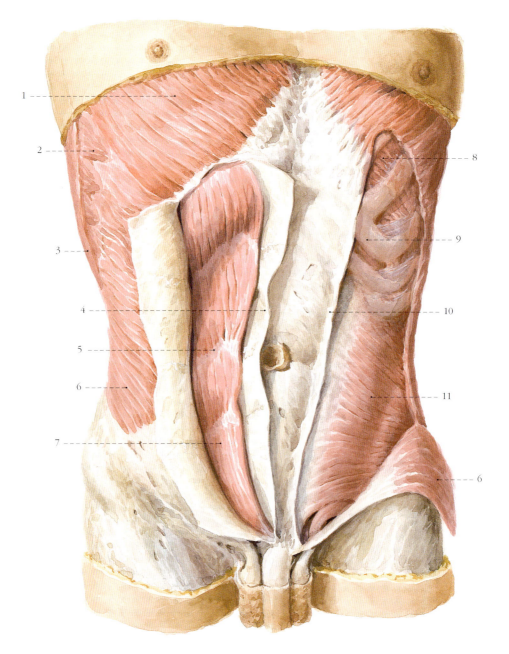

106. 腹前外侧壁（2）
Anterolateral abdominal wall (2)

1.胸大肌 Pectoralis major m.
2.前锯肌 Serratus ant. m.
3.背阔肌 Latissimus dorsi m.
4.腹直肌鞘前层 Ant. layer of sheath of rectus abdominis m.
5.腱划 Tendinous intersections
6.腹外斜肌 Obliquus externus abdominis m.
7.腹直肌 Rectus abdominis m.
8.肋间内肌 Int. intercostal m.
9.肋软骨 Costal cartilage
10.腹外斜肌腱膜 Aponeurosis of obliquus externus abdominis m.
11.腹内斜肌 Obliquus internus abdominis m.

107. 腹前外侧壁（3）
Anterolateral abdominal wall (3)

1.腹直肌 Rectus abdominis m.

2.背阔肌 Latissimus dorsi m.

3.腹直肌鞘后层 Post. layer of sheath of rectus abdominis m.

4.腹壁上动、静脉 Sup. epigastric a., v.

5.腹横筋膜 Transversalis fascia

6.腹直肌鞘前层 Ant. layer of sheath of rectus abdominis m.

7.弓状线 Arcuate line

8.腹壁下动、静脉 Inf. epigastric a., v.

9.腹外斜肌、腹内斜肌、腹横肌 Obliquus externus abdominis m., obliquus internus abdominis m., transversus abdominis m.

10.精索 Spermatic cord

11.胸大肌 Pectoralis major m.

12.肋间神经 Intercostal nn.

13.腹外斜肌 Obliquus externus abdominis m.

14.腹内斜肌 Obliquus internus abdominis m.

15.腹横肌 Transversus abdominis m.

16.旋髂深动、静脉 Deep iliac circumflex a., v.

17.髂腹下神经 Iliohypogastric n.

18.髂腹股沟神经 Ilioinguinal n.

108. 腹壁的层次
Layers of the abdominal wall

1.腹外斜肌 Obliquus externus abdominis m.
2.肋软骨 Costal cartilage
3.腹直肌 Rectus abdominis m.
4.腹直肌鞘前层 Ant. layer of sheath of rectus abdominis m.
5.膈 Diaphragm
6.腹横筋膜 Transversalis fascia
7.壁腹膜 Parietal peritoneum
8.腹膜下筋膜 Subperitoneal fascia
9.胸骨 Sternum

10.浅筋膜 Superf. fascia
11.皮肤 Skin
12.腹内斜肌 Obliquus internus abdoominis m.
13.腹内斜肌腱膜 Obliquus internus abdominis aponeurosis
14.腹外斜肌腱膜 Obliquus externus abdominis aponeurosis
15.腹横肌 Transversus abdominis m.
16.腹横肌腱膜 Transversus abdominis

aponeurosis
17.腹直肌鞘后层 Post. layer of sheath of rectus abdominis m.
18.白线 Linea alba
19.脐正中襞 Median umbilical fold
20.锥状肌 Pyramidalis m.

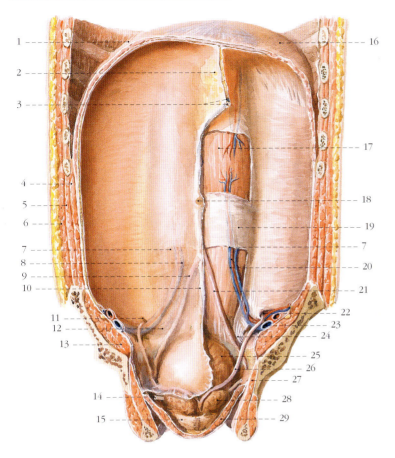

109. 腹前壁（内面观）
Anterior abdominal wall (internal view)

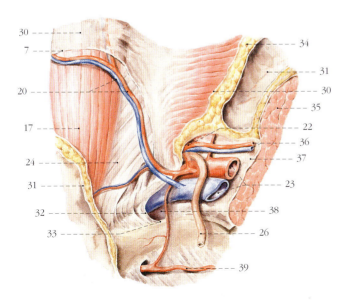

110. 腹股沟区（内面观）
Inguinal region (internal view)

1.胸膜 Pleura
2.镰状韧带 Falciform lig.
3.肝圆韧带、附脐静脉 Ligamentum teres hepatis, paraumbilical v.
4.腹横肌 Transversus abdominis m.
5.腹内斜肌 Obliquus internus abdominis m.
6.腹外斜肌 Obliquus externus abdominis m.
7.弓状线 Arcuate line
8.脐外侧襞 Lat. umbilical fold
9.脐内侧襞 Med. umbilical fold
10.脐正中襞、脐尿管 Median umbilical fold, urachus
11.腹股沟外侧窝 Lat. inguinal fossa
12.腹股沟内侧窝 Med. inguinal fossa
13.髂腰肌 Iliopsoas m.
14.输尿管 Ureter
15.前列腺 Prostate gland
16.膈 Diaphragm
17.腹直肌 Rectus abdominis m.
18.脐 Umbilicus
19.腹直肌鞘后层 Post. layer of sheath of rectus abdominis m.
20.腹壁下动、静脉 Inf. epigastric a., v.
21.脐内侧韧带 Med. umbilical lig.
22.腹股沟深环 Deep inguinal ring
23.髂外动、静脉 Ext. iliac a., v.
24.联合腱 Conjoined tendon
25.膀胱 Urinary bladder
26.输精管 Ductus deferens
27.闭孔内肌 Obturator internus m.
28.精囊腺 Seminal vesicle
29.肛提肌 Levator ani m.
30.腹横筋膜 Transversalis fascia
31.腹膜 Peritoneum
32.腔隙韧带 Lacunar lig.
33.耻骨梳韧带 Pectineal lig.
34.腹膜下筋膜 Subperitoneal fascia
35.髂腰肌 Iliopsoas m.
36.睾丸动、静脉 Testicular a., v.
37.髂筋膜 Iliac fascia
38.股环 Femoral ring
39.闭孔动脉 Obturator a.

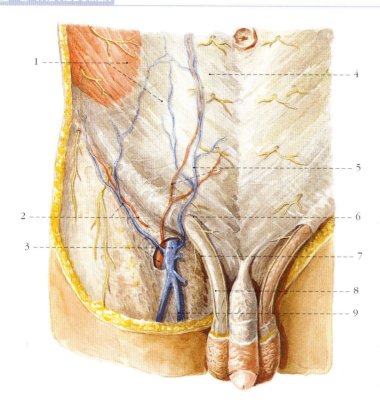

111. 腹股沟区（1）
Inguinal region (1)

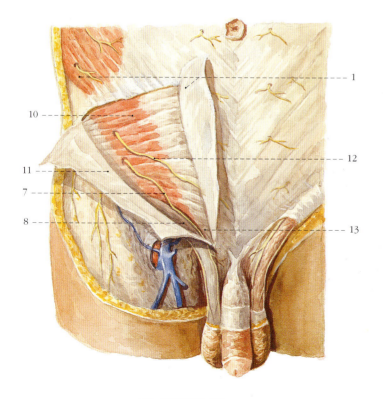

112. 腹股沟区（2）
Inguinal region (2)

1.腹外斜肌、腱膜 Obliquus externus abdominis m., aponeurosis
2.旋髂浅动、静脉 Superf. iliac circumflex a., v.
3.股动、静脉 Femoral a., v.
4.腹直肌鞘前层 Ant. layer of sheath of rectus abdominis m.
5.腹壁浅动、静脉 Superf. epigastric a., v.
6.浅环 Superf. ring
7.髂腹股沟神经 Ilioinguinal n.
8.精索 Spermatic cord
9.大隐静脉 Great saphenous v.
10.腹内斜肌 Obliquus internus abdominis m.
11.腹股沟韧带 Inguinal lig.
12.髂腹下神经 Iliohypogastric n.
13.联合腱 Conjoined tendon

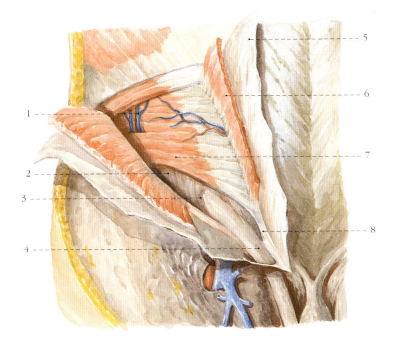

1.旋髂深动、静脉 Deep iliac circumflex a., v.
2.腹横筋膜 Transversalis fascia
3.深环 Deep ring
4.精索 Spermatic cord
5.腹外斜肌腱膜 Obliquus externus abdominis aponeurosis
6.腹内斜肌 Obliquus internus abdominis m.
7.腹横肌 Transversus abdominis m.
8.联合腱 Conjoined tendon
9.腹壁下动、静脉 Inf. epigastric a., v.
10.髂外静脉 Ext. iliac v.
11.腔隙韧带 Lacunar lig.
12.提睾肌 Cremaster m.

113. 腹股沟区（3）
Inguinal region (3)

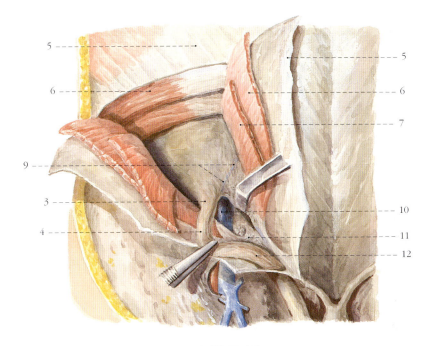

114. 腹股沟区（4）
Inguinal region (4)

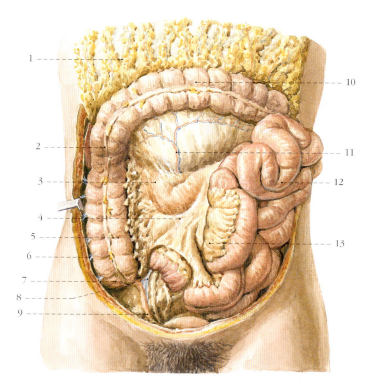

1.大网膜 Greater omentum
2.结肠右曲 Right colic flexure
3.十二指肠 Duodenum
4.右肠系膜窦 Right mesenteric sinus
5.升结肠 Ascending colon
6.右结肠旁沟 Right paracolic sulcus
7.盲肠 Cecum
8.回盲襞 Ileocecal fold
9.阑尾 Vermiform appendix
10.横结肠 Transv. colon
11.中结肠动、静脉 Middle colic a., v.
12.小肠 Small intestine
13.肠系膜 Mesentery
14.左肠系膜窦 Left mesenteric sinus
15.回盲下隐窝 Inf. ileocecal recess
16.结肠左曲 Left colic flexure
17.左结肠旁沟 Left paracolic sulcus
18.十二指肠上、下隐窝 Sup., inf. duodenal recesses
19.降结肠 Descending colon
20.乙状结肠 Sigmoid colon
21.乙状结肠间隐窝 Intersigmoid recess

115. 结肠下区的腹膜腔（1）
Peritoneal cavity of subcolic region (1)

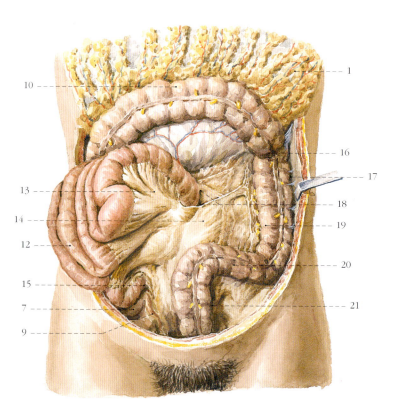

116. 结肠下区的腹膜腔（2）
Peritoneal cavity of subcolic region (2)

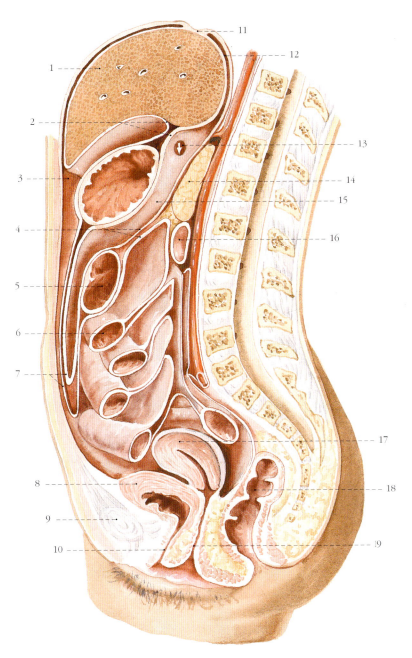

117. 女性腹腔（正中矢状切面）
Female abdominal cavity (median sagittal section)

1.肝 Liver
2.肝胃韧带 Hepatogastric lig.
3.腹膜腔 Peritoneal cavity
4.横结肠系膜 Transverse mesocolon
5.横结肠 Transverse colon
6.空肠 Jejunum
7.大网膜 Greater omentum
8.膀胱 Urinary bladder
9.耻骨联合 Pubic symphysis
10.尿道 Urethra
11.冠状韧带 Coronary lig.
12.网膜囊上隐窝 Sup. omental recess
13.网膜孔 Omental foramen
14.胰 Pancreas
15.网膜囊 Omental bursa
16.十二指肠 Duodenum
17.子宫 Uterus
18.直肠 Rectum
19.阴道 Vagina

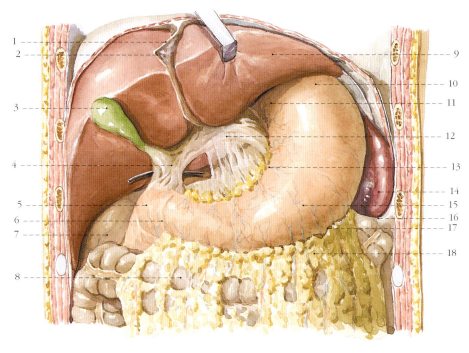

118. 胃（前面观）
Stomach (anterior view)

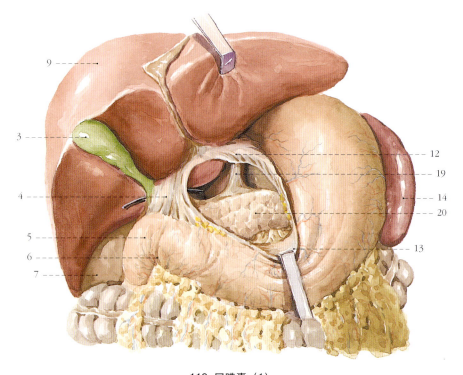

119. 网膜囊（1）
Omental bursa (1)

1.镰状韧带 Falciform lig.
2.肝圆韧带 Ligamentum teres hepatis
3.胆囊 Gallbladder
4.肝十二指肠韧带 Hepatoduodenal lig.
5.十二指肠上部 Sup. part of duodenum
6.幽门 Pylorus
7.右肾 Right kidney
8.横结肠 Transv. colon
9.肝 Liver
10.胃底 Fundus of stomach
11.贲门部 Cardiac part
12.肝胃韧带 Hepatogastric lig.
13.胃小弯 Lesser curvature of stomach
14.脾 Spleen
15.胃体 Body of stomach
16.膈结肠韧带 Phrenicocolic lig.
17.胃大弯 Greater curvature of stomach
18.胃结肠韧带 Gastrocolic lig.
19.胃胰襞 Gastropancreatic fold
20.胰 Pancreas

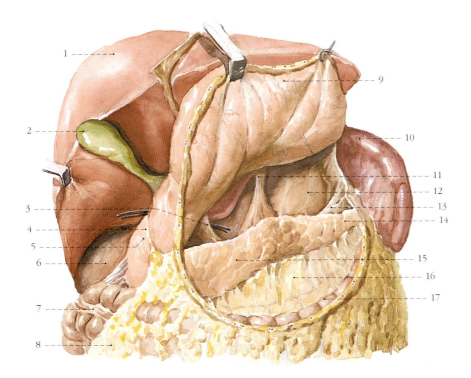

120. 网膜囊（2）
Omental bursa (2)

1.肝　Liver
2.胆囊　Gallbladder
3.肝胰襞　Hepatopancreatic fold
4.幽门　Pylorus
5.十二指肠上部　Sup. part of duodenum
6.右肾　Right kidney
7.结肠右曲　Right flexure of colon
8.大网膜　Greater omentum
9.胃　Stomach
10.脾　Spleen
11.胃胰襞　Gastropancreatic fold
12.左肾　Left kidney
13.脾肾韧带　Splenorenal lig.
14.胰尾　Tail of pancreas
15.胰体　Body of pancreas
16.横结肠系膜　Transv. mesocolon
17.横结肠　Transv. colon
18.贲门　Cardia
19.左肾上腺　Left suprarenal gland

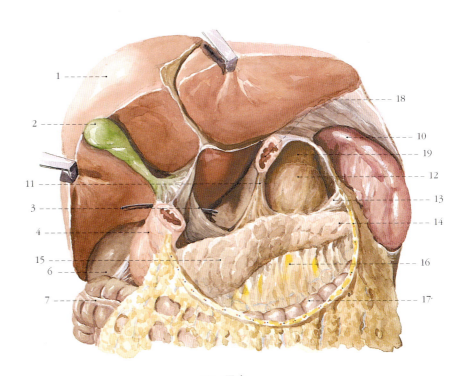

121. 胃床
Bed of the stomach

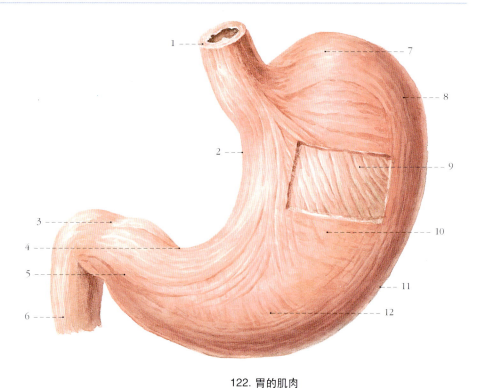

122. 胃的肌肉
Muscles of the stomach

1.食管 Esophagus
2.胃小弯 Lesser curvature of stomach
3.幽门 Pylorus
4.角切迹 Angular incisure
5.幽门部 Pyloric part
6.十二指肠 Duodenum
7.胃底 Fundus of stomach
8.纵层 Longitudinal layer
9.斜纤维 Oblique fibers
10.胃体 Body of stomach
11.胃大弯 Greater curvature of stomach
12.环层 Circular layer
13.贲门口 Cardiac orifice
14.胃路 Rugae
15.十二指肠上部 Sup. part of duodenum
16.幽门口 Pyloric orifice
17.幽门括约肌 Sphincter of pylorus
18.幽门管 Pyloric canal
19.幽门窦 Pyloric antrum
20.贲门切迹 Cardiac incisure
21.粘膜皱襞 Mucous fold

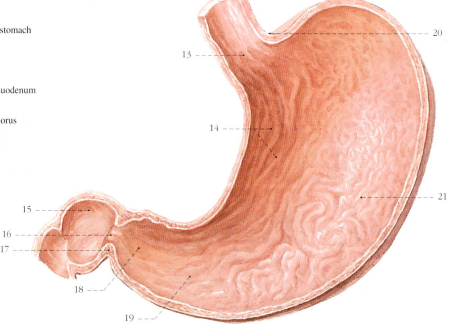

123. 胃腔（内面观）
Cavity of the stomach (internal view)

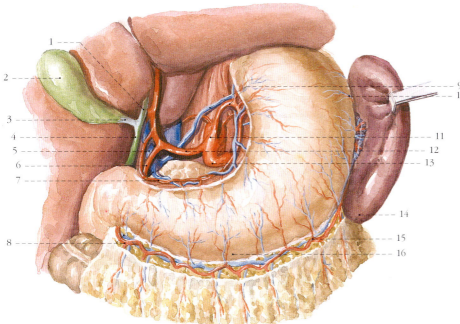

124. 胃的血管（前面观）
Blood vessels of the stomach (anterior view)

1.肝总管 Common hepatic duct
2.胆囊 Gallbladder
3.胆囊管 Cystic duct
4.胆总管 Common bile duct
5.肝门静脉 Hepatic portal v.
6.胃十二指肠动脉 Gastroduodenal a.
7.胃右动、静脉 Right gastric a., v.
8.胃网膜右动、静脉 Right gastro-epiploic a., v.
9.胃左动、静脉 Left gastric a., v.
10.胃短动、静脉 Short gastric a., v.
11.腹腔干 Celiac trunk
12.肝总动脉 Common hepatic a.
13.脾动脉 Splenic a.
14.脾 Spleen
15.胃网膜左动、静脉 Left gastro-epiploic a., v.
16.胃 Stomach
17.下腔静脉 Inf. vena cava
18.胰十二指肠上、下前动、静脉 Sup., inf. ant. pancreaticoduodenal a., v.
19.肠系膜上动、静脉 Sup. mesenteric a., v.
20.胃后动、静脉 Post. gastric a., v.
21.脾动、静脉 Splenic a., v.
22.胰 Pancreas

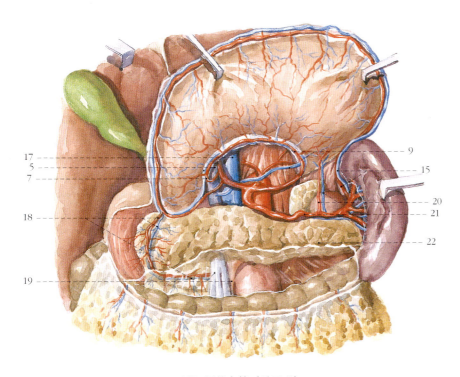

125. 胃的血管（后面观）
Blood vessels of the stomach (posterior view)

81

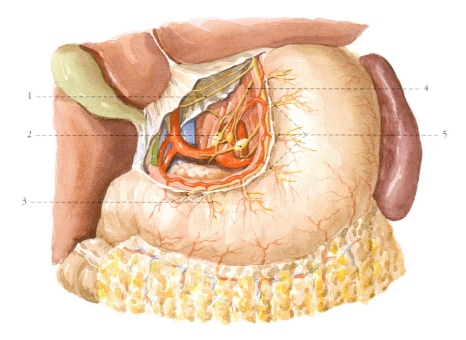

126. 胃的迷走神经（前面观）
Vagus nerve of the stomach (anterior view)

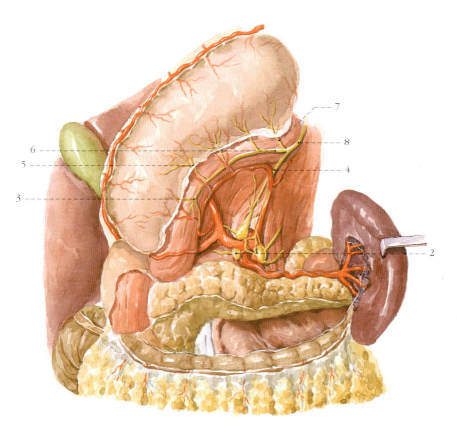

1. 肝支　Hepatic br.
2. 腹腔神经节、丛　Celiac ganglia, plexus
3. 鸦爪形分支　Crow brr.
4. 腹腔支　Celiac br.
5. 胃壁支　Brr. of gastric wall
6. 胃后支　Post. gastric br.
7. 胃底贲门支　Gastrocardiac br.
8. 迷走神经后干　Post. vagal trunk

127. 胃的迷走神经（后面观）
Vagus nerve of the stomach (posterior view)

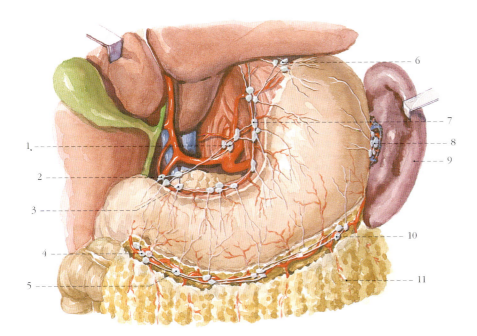

128. 胃的淋巴（前面观）
Lymph of the stomach (anterior view)

1.腹腔淋巴结 Celiac lymph no-
des

2.幽门上淋巴结 Suprapyloric
lymph nodes

3.胃右淋巴结 Right gastric ly-
mph nodes

4.幽门下淋巴结 Infrapyloric
lymph nodes

5.胃网膜右淋巴结 Right gastr-
oomental lymph nodes

6.贲门淋巴环 Cardiac lymph
ring

7.胃左淋巴结 Left gastric
lymph nodes

8.脾淋巴结 Splenic lymph nodes

9.脾 Spleen

10.胃网膜左淋巴结 Left gastr-
oomental lymph nodes

11.大网膜 Greater omentum

12.肠系膜上淋巴结 Sup. me-
senteric lymph nodes

13.胰上淋巴结 Sup. pancreatic
lymph nodes

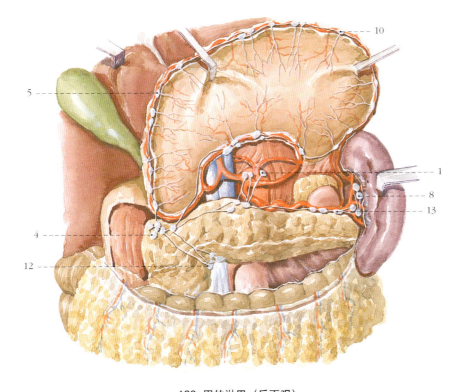

129. 胃的淋巴（后面观）
Lymph of the stomach (posterior view)

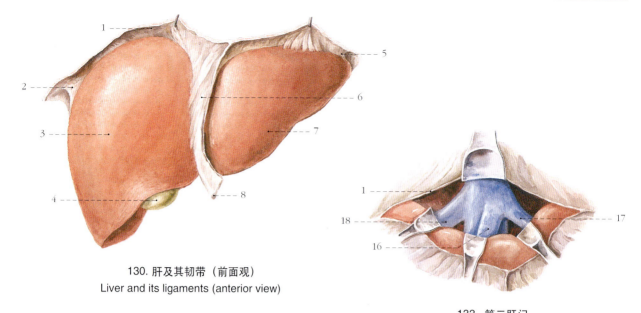

130. 肝及其韧带（前面观）
Liver and its ligaments (anterior view)

133. 第二肝门
Second porta hepatis

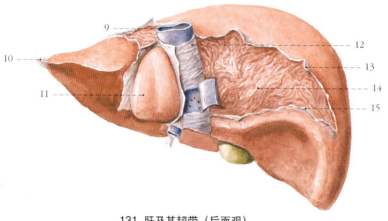

131. 肝及其韧带（后面观）
Liver and its ligaments (posterior view)

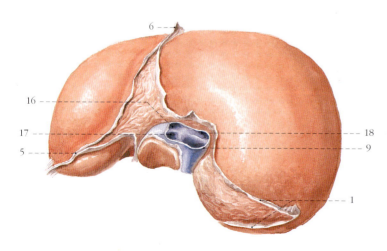

132. 肝及其韧带（上面观）
Liver and its ligaments (superior view)

1. 冠状韧带 Coronary lig.
2. 右三角韧带 Right triangular lig.
3. 肝右叶 Right lobe of liver
4. 胆囊 Gallbladder
5. 左三角韧带 Left triangular lig.
6. 镰状韧带 Falciform lig. of liver
7. 肝左叶 Left lobe of liver
8. 肝圆韧带 Ligamentum teres hepatis
9. 下腔静脉 Inf. vena cava
10. 肝纤维附件 Fibrous appendix of liver
11. 尾状叶 Caudate lobe
12. 腔静脉韧带 Vena caval lig.
13. 冠状韧带上层 Sup. layer of coronary lig.
14. 裸区 Bare area of liver
15. 冠状韧带下层 Inf. layer of coronary lig.
16. 肝中静脉 Middle hepatic v.
17. 肝左静脉 Left hepatic v.
18. 肝右静脉 Right hepatic v.

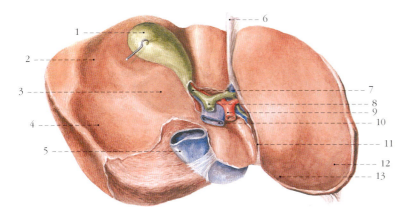

134. 肝（下面观）
Liver (inferior view)

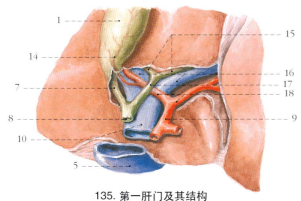

135. 第一肝门及其结构
First porta hepatis and its structures

1.胆囊 Gallbladder
2.结肠压迹 Colon impression
3.十二指肠压迹 Duodenal impression
4.肾压迹 Renal impression
5.下腔静脉 Inf. vena cava
6.肝圆韧带 Ligamentum teres hepatis
7.胆囊管 Cystic duct
8.胆总管 Common bile duct
9.肝固有动脉 Proper hepatic a.
10.肝门静脉 Hepatic portal v.
11.静脉韧带 Ligamentum venosum
12.胃压迹 Gastric impression
13.食管压迹 Esophageal impression
14.胆囊动脉 Cystic a.
15.肝左、右管 Left, right hepatic ducts
16.肝门静脉左、右支 Left, right brr.
   of hepatic portal v.
17.肝总管 Common hepatic duct
18.肝左、右动脉 Left, right hepatic aa.
Ⅰ：尾状叶 Caudate lobe
Ⅱ：左外叶上段 Sup. segment of left
   lat. lobe
Ⅲ：左外叶下段 Inf. segment of left
   lat. lobe
Ⅳ：左内叶 Left med. lobe
Ⅴ：右前叶下段 Inf. segment of right
   ant. lobe
Ⅵ：右后叶下段 Inf. segment of right
   post. lobe
Ⅶ：右后叶上段 Sup. segment of
   right post. lobe
Ⅷ：右前叶上段 Sup. segment of
   right ant. lobe

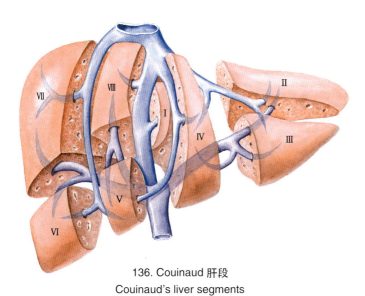

136. Couinaud 肝段
Couinaud's liver segments

85

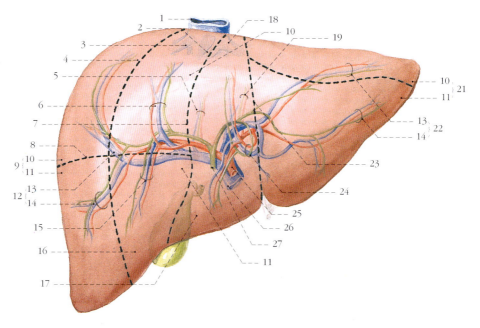

137. 格利森系统、肝叶和肝段（前面观）
Glisson's system, hepatic lobes and segments (anterior view)

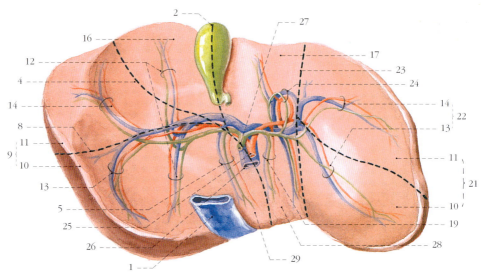

138. 格利森系统、肝叶和肝段（下面观）
Glisson's system, hepatic lobes and segments (inferior view)

1.下腔静脉 Inf. vena cava
2.肝中静脉 Middle hepatic v.
3.肝右静脉 Right hepatic v.
4.右叶间裂 Right interlobar fissure
5.尾状叶右支 Right caudate brr.
6.右前叶上支 Sup. br. of right ant. lobe
7.肝中裂 Median hepatic fissure
8.右段间裂 Right intersegmental fissure
9.右后叶 Right post. lobe
10.上段 Sup. segment

11.下段 Inf. segment
12.右后叶支 Right post. lobar brr.
13.上段支 Sup. segment brr.
14.下段支 Inf. segment brr.
15.右前叶下支 Inf. br. of right ant. lobe
16.右前叶 Right ant. lobe
17.左内叶 Left med. lobe
18.肝左静脉 Left hepatic v.
19.尾状叶左支 Left caudate brr.
20.左段间裂 Left intersegmental fissure

21.左外叶 Left lat. lobe
22.左外叶支 Left lat. lobar brr.
23.左叶间裂 Left interlobar fissure
24.左内叶支 Left med. lobar brr.
25.肝固有动脉 Proper hepatic a.
26.肝门静脉 Hepatic portal v.
27.肝总管 Common hepatic duct
28.尾状叶左段 Left segment of caudate lobe
29.尾状叶右段 Right segment of caudate lobe

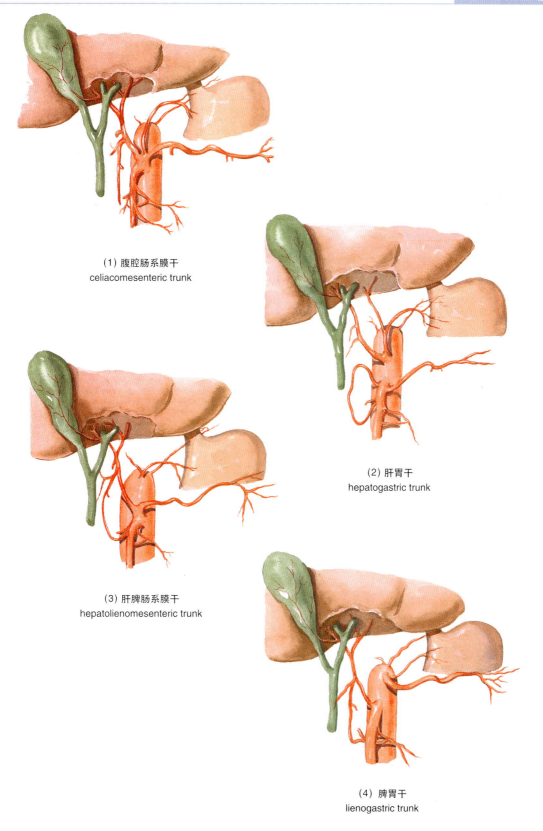

（1）腹腔肠系膜干
celiacomesenteric trunk

（2）肝胃干
hepatogastric trunk

（3）肝脾肠系膜干
hepatolienomesenteric trunk

（4）脾胃干
lienogastric trunk

139. 腹腔干的变异
Variations in celiac trunk

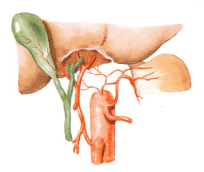

（1）代替肝总动脉
replaced common hepatic a.

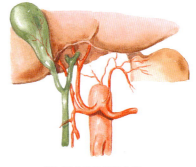

（2）肝总动脉近侧分支
proximal bifurcation of common hepatic a.

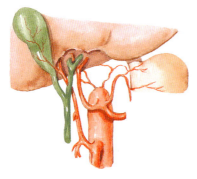

（3）代替肝右动脉
replaced right hepatic a.

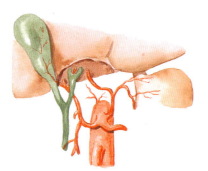

（4）代替肝左动脉
replaced left hepatic a.

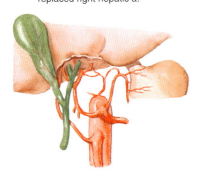

（5）副肝右动脉
accessory right hepatic a.

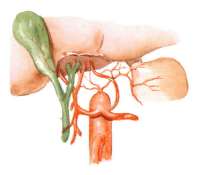

（6）副肝左动脉
accessory left hepatic a.

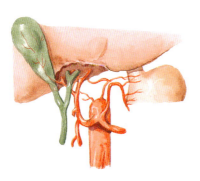

（7）副肝左动脉
accessory left hepatic a.

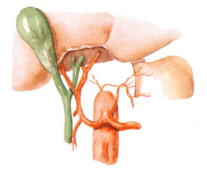

（8）肝右动脉在肝总管前
right hepatic a. cross anterior to common hepatic duct

140. 肝动脉的变异
Variations of hepatic arteries

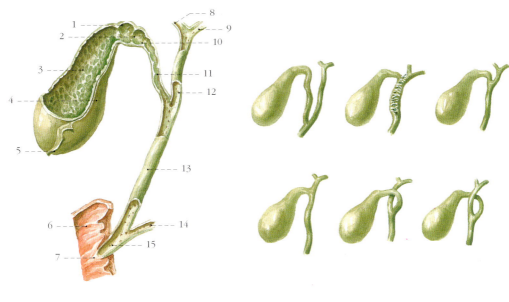

141. 肝外胆道
Extrahepatic duct

142. 胆囊管变异
Variations of the cystic ducts

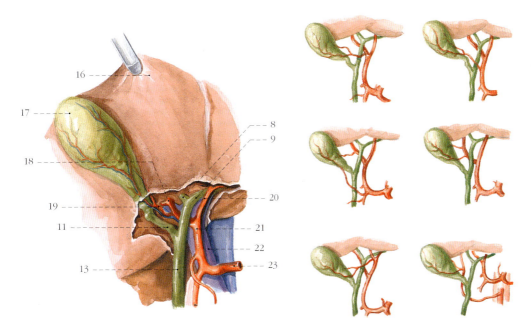

143. 胆囊三角
Cystic triangle

144. 胆囊动脉变异
Variations of the cystic arteries

1.胆囊颈 Neck of gallbladder
2.哈特曼囊 Hartmann sac
3.胆囊粘膜 Cystic mucous membrane
4.胆囊体 Body of gallbladder
5.胆囊底 Fundus of gallbladder
6.十二指肠 Duodenum
7.十二指肠大乳头 Major duodenal papilla
8.肝右管 Right hepatic duct

9.肝左管 Left hepatic duct
10.螺旋瓣 Spiral valve
11.胆囊管 Cystic duct
12.肝总管 Common hepatic duct
13.胆总管 Common bile duct
14.胰管 Pancreatic duct
15.肝胰壶腹 Hepatopancreatic ampulla
16.肝 Liver

17.胆囊 Gallbladder
18.肝右动脉 Right hepatic a.
19.胆囊动、静脉 Cystic a., v.
20.肝左动脉 Left hepatic a.
21.肝固有动脉 Proper hepatic a.
22.肝门静脉 Hepatic portal v.
23.肝总动脉 Common hepatic a.

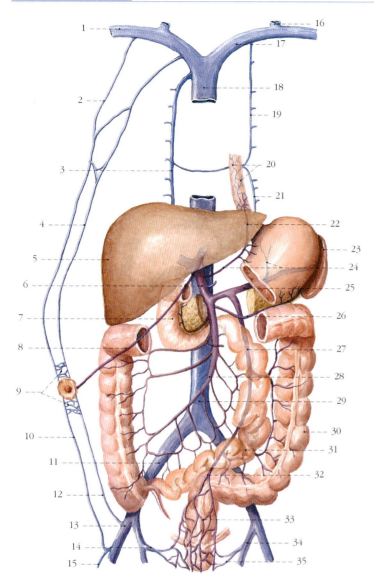

145. 肝门静脉和门腔静脉吻合
Hepatic portal vein and portocaval venous anastomosis

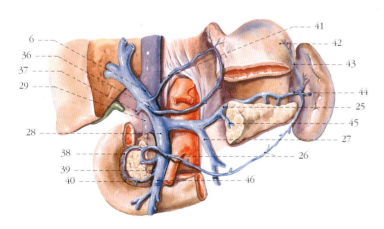

146. 胃、胰、脾及十二指肠的静脉
Veins of stomach, pancreas, spleen and duodenum

1.锁骨下静脉　Subclavian v.
2.胸腹壁静脉　Thoracoepigastric v.
3.奇静脉　Azygos v.
4.腹壁上静脉　Sup epigastric v.
5.肝　Liver
6.肝门静脉　Hepatic portal v.
7.十二指肠　Duodenum
8.附脐静脉　Paraumbilical v.
9.脐周静脉网　Periumbilical venous network
10.腹壁浅静脉　Superf. epigastric v.
11.髂总静脉　Common iliac v.
12.腹壁下静脉　Inf. epigastric v.
13.髂外静脉　Ext. iliac v.
14.直肠下静脉　Inf. rectal v.
15.大隐静脉　Great saphenous v.
16.颈内静脉　Int. jugular v.
17.头臂静脉　Brachiocephalic v.
18.上腔静脉　Sup. vena cava
19.副半奇静脉　Accessory hemiazygos v.
20.食管静脉丛　Venous plexus of esophagus
21.半奇静脉　Hemiazygos v.
22.食管支　Eesophageal br.
23.脾　Spleen
24.胃左静脉、胃后静脉　Left gastric v., post. gastric v.
25.脾静脉　Splenic v.
26.胃网膜左、右静脉　Left, right gastroepiploic vv.
27.肠系膜下静脉　Inf. mesenteric v.
28.肠系膜上静脉　Sup. mesenteric v.
29.下腔静脉　Inf. vena cava
30.结肠　Colon
31.小肠　Small intestine
32.直肠上静脉　Sup. rectal v.
33.直肠静脉丛　Rectal venous plexus
34.髂内静脉　Int. iliac v.
35.肛静脉　Anal v.
36.胃右静脉　Right gastric v.
37.胰十二指肠上后静脉　Post. sup. pancreaticoduodenal v.
38.胰十二指肠上前静脉　Ant. sup pancreaticoduodenal v.
39.胰十二指肠下后静脉　Post. inf. pancreaticoduodenal v.
40.胰十二指肠下前静脉　Ant. inf. pancreaticoduodenal v.
41.胃左静脉　Left gastric v.
42.胃　Stomach
43.胃短静脉　Short gastric v.
44.胰尾静脉　Vein of tail of pancreas
45.胰大静脉　Great pancreatic v.
46.中结肠静脉　Middle colic v.

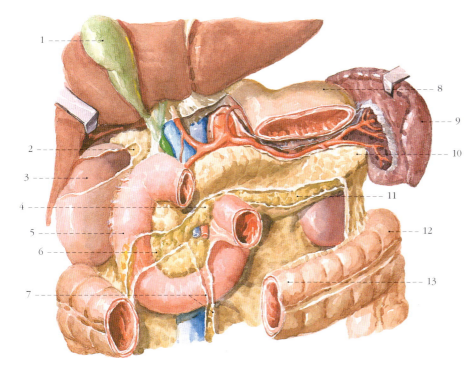

147. 胰和十二指肠（前面观）
Pancreas and duodenum (anterior view)

1.胆囊 Gallbladder
2.肾上腺 Suprarenal gland
3.肾 Kidney
4.胰颈 Neck of pancreas
5.十二指肠 Duodenum
6.胰头 Head of pancreas
7.肠系膜根 Root of mesentery
8.胃 Stomach
9.脾 Spleen
10.胰尾 Tail of pancreas
11.胰体 Body of pancreas
12.结肠左曲 Left colic flexure
13.横结肠 Transv. colon
14.下腔静脉 Inf. vena cava
15.肾动、静脉 Renal a., v.
16.输尿管 Ureter
17.胆总管 Common bile duct
18.胰十二指肠上后动脉 Post.
　　sup. pancreaticoduodenal a.
19.胰十二指肠下后动脉 Post.
　　inf. pancreaticoduodenal a.

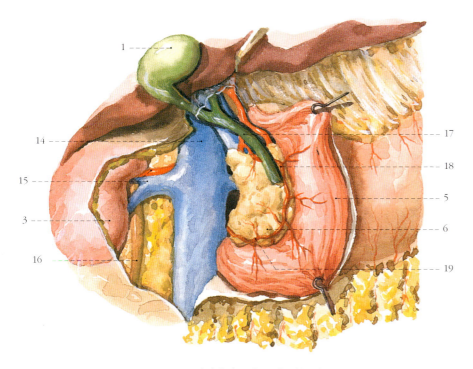

148. 胰头和十二指肠后面的毗邻
Relations of the posterior aspect of the pancreatic head and duodenum

91

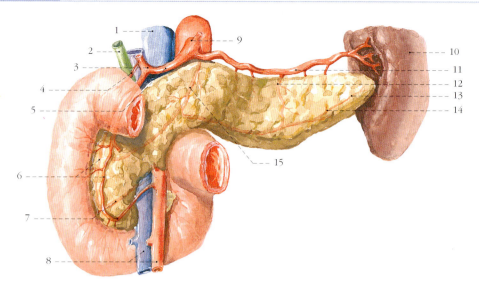

149. 胰和十二指肠的动脉（前面观）
Pancreatic and duodenal arteries (anterior view)

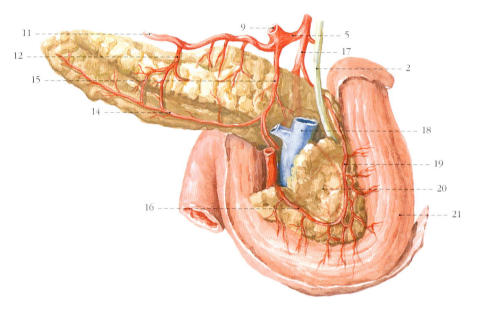

150. 胰和十二指肠的动脉（后面观）
Pancreatic and duodenal arteries (posterior view)

1.下腔静脉　Inf. vena cava

2.胆总管　Common bile duct

3.肝固有动脉　Proper hepatic a.

4.十二指肠上动脉　Sup. duodenal a.

5.肝总动脉　Common hepatic a.

6.胰十二指肠上前、后动脉　Sup. ant., post. pancreaticoduodenal a.

7.胰十二指肠下前、后动脉　Inf. ant., post. pancreaticoduodenal a.

8.肠系膜上动、静脉　Sup. mesenteric a., v.

9.腹腔干　Celiac trunk

10.脾　Spleen

11.脾动脉　Splenic a.

12.胰大动脉　Great pancreatic a.

13.胰尾动脉　Caudal pancreatic a.

14.胰下动脉　Inf. pancreatic a.

15.胰背动脉　Dors. pancreatic a.

16.胰十二指肠下后动脉　Inf. post. pancreaticoduodenal a.

17.胃十二指肠动脉　Gastroduodenal a.

18.肝门静脉　Hepatic portal v.

19.胰十二指肠上后动脉　Sup. post. pancreaticoduodenal a.

20.胰头　Head of pancreas

21.十二指肠　Duodenum

1.胆囊 Gallbladder
2.副胰管 Accessory pancreatic duct
3.十二指肠小乳头 Minor duodenal papilla
4.十二指肠大乳头 Major duodenal papilla
5.十二指肠纵襞 Longitudinal fold of duodenum
6.胰管 Pancreatic duct
7.胆囊管 Cystic duct
8.肝总管 Common hepatic duct
9.胰 Pancreas
10.胆总管 Common bile duct
11.肠系膜上动、静脉 Sup. mesenteric a., v.
12.十二指肠 Duodenum
13.肝胰壶腹括约肌 Sphincter of hepatopancreatic ampulla
14.肝胰壶腹 Hepatopancreatic ampulla

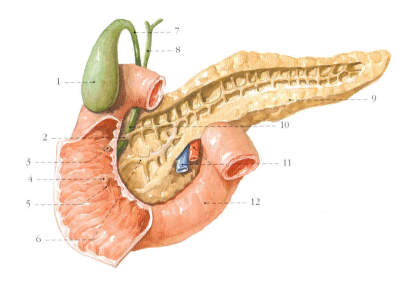

151. 肝外胆道和胰管
Extrahepatic bile duct and pancreatic duct

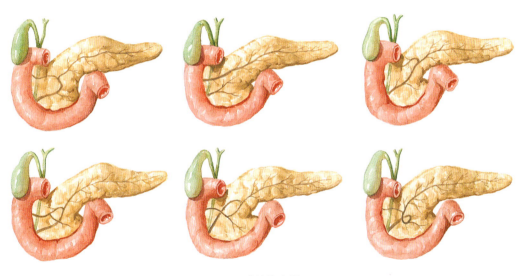

152. 胰管的变异
Variations of the pancreatic duct

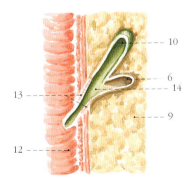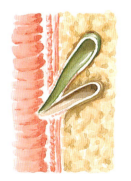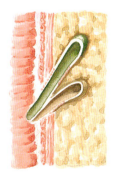

153. 胆道和胰管结合处的变异
Variations in the union of the bile and pancreatic ducts

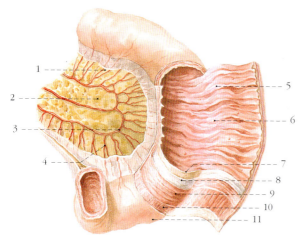

154. 空 肠
Jejunum

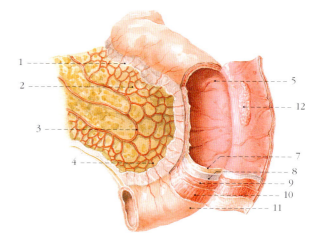

155. 回 肠
Ileum

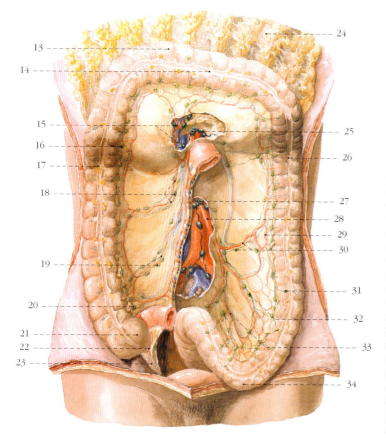

156. 结肠的血管和淋巴
Blood vessels and lymph of the colon

1.肠系膜 Mesentery

2.脂肪 Fat

3.动脉弓 Arterial arch

4.直动脉 Straight aa.

5.环状襞 Circular folds

6.弧立淋巴滤泡 Solitary lymphatic follicle

7.粘膜层 Mucosa

8.粘膜下层 Submucosa

9.环层 Circular layer

10.纵层 Longitudinal layer

11.浆膜层 Serosa

12.集合淋巴滤泡 Aggregated lymphatic follicle

13.结肠袋 Haustra of colon

14.独立带 Free band

15.中结肠动、静脉及淋巴结 Milddle colic a., v., lymph nodes

16.结肠旁淋巴结 Paracolic lymph nodes

17.结肠右曲 Right colic flexure

18.右结肠动、静脉及淋巴结 Right colic a., v., lymph nodes

19.回结肠动、静脉及淋巴结 Ileocolic a., v., lymph nodes

20.盲肠前淋巴结 Ant. cecal lymph nodes

21.盲肠 Cecum

22.阑尾动脉 Appendicular a.

23.阑尾 Vermiform appendix

24.大网膜 Greater omentum

25.肠系膜上淋巴结 Sup. mesenteric lymph nodes

26.结肠左曲 Left colic flexure

27.肠系膜下淋巴结 Inf. mesenteric lymph nodes

28.肠系膜下动脉 Inf. mesenteric a.,

29.边缘动脉 Marginal a.

30.左结肠动脉、淋巴结 Left colic a., lymph nodes

31.结肠上淋巴结 Epicolic lymph nodes

32.乙状结肠淋巴结 Sigmoid lymph nodes

33.乙状结肠动、静脉 Sigmoid aa., vv.

34.乙状结肠 Sigmoid colon

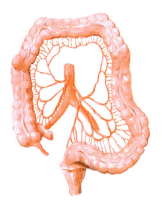

（1）右结肠动脉与中结肠动脉发自同干
common origin of right colic a. and
middle colic a.

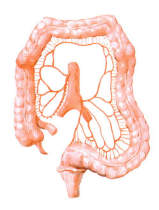

（2）右结肠动脉与回结肠动脉发自同干
common origin of right colic a. and
ileocolic a.

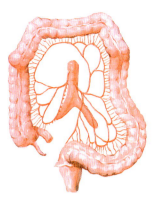

（3）中结肠动脉缺如
Absence of middle colic a.

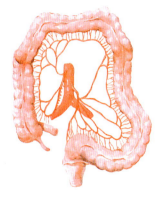

（4）右结肠动脉缺如
Absence of right colic a.

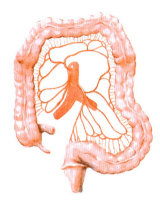

（5）中结肠动脉分支至结肠脾曲
Branch from middle colic a. to colic
splenic flexure

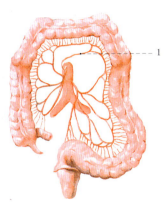

（6）副中结肠动脉至结肠脾曲
Accessory middle colic a. to colic
splenic flexure

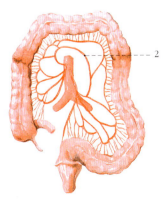

（7）中结肠动脉与左结肠动脉之间的 Riolan 弓
Arc of Riolan between middle colic a. and
left colic a.

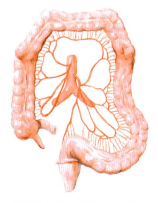

（8）右结肠动脉与回结肠动脉之间的边缘动脉不连续
Discontinuity of marginal a. between right colic a.
and ileocolic a.

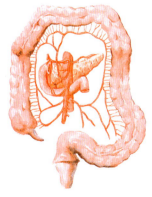

（9）中结肠动脉发自腹腔干
Middle colic a. originates from celiac
trunk

157. 结肠动脉的变异
Variations in colic arteries

1.副结肠中动脉 Accessory middle colic a.　　　2.Riolan 弓 Arc of Riolan

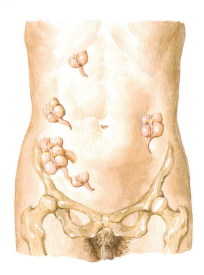

158. 阑尾的位置
Positions of the vermiform appendix

盲肠后位
Retrocecal position

回肠前位
Preileal position

盲肠下位
Subcecal position

盆位
Pelvic position

回肠后位
Retroileal position

腹膜外位
Extraperitoneal position

159. 阑尾位置的变异
Variations of the vermiform appendicular position

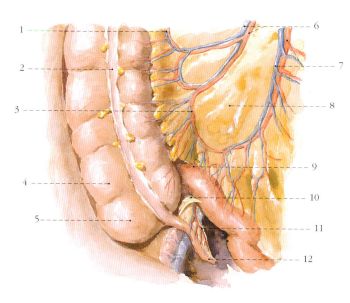

160. 回肠末端、阑尾和盲肠的血管
Blood vessels of the distal end of the ileum, vermiform appendix and cecum

1.结肠支 Colic br.
2.独立带 Free tenia
3.盲肠前动、静脉 Ant. cecal a., v.
4.结肠袋 Haustra of colon
5.盲肠 Cecum

6.回结肠动、静脉 Ileocolic a., v.
7.肠系膜上动、静脉 Sup. mesenteric a., v.
8.肠系膜 Mesentery
9.回肠 Ileum
10.回盲襞 Ileocecal fold

11.阑尾动、静脉 Appendicular a., v.
12.阑尾 Vermiform appendix

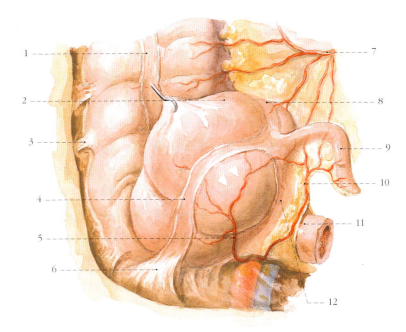

161. 回盲部（外面观）
Ileocecal part (external view)

1.独立带 Free tenia
2.盲肠 Cecum
3.盲肠襞 Cecal folds
4.网膜带 Omental tenia
5.盲肠后支 Post. cecal br.
6.盲肠皱襞 Cecal fold
7.回结肠动脉 Ileocolic a.
8.独立带 Free tenia
9.阑尾 Vermiform appendix
10.阑尾动脉 Appndicular a.
11.回肠 Ileum
12.结肠系膜带 Mesocolic tenia
13.肠脂垂 Epiploic appendices
14.结肠袋 Haustra of colon
15.半月襞 Semilunar folds
16.回盲瓣口 Orifice of ileocecal valve
17.阑尾口 Orifice of vermiform appendix
18.回盲瓣 Ileocecal valve

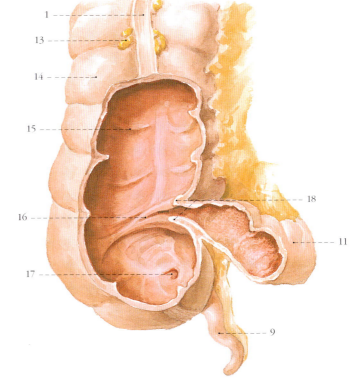

162. 回盲部（内面观）
Ileocecal part (internal view)

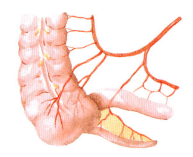
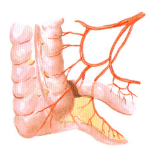
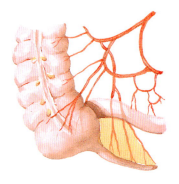
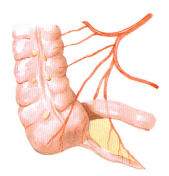
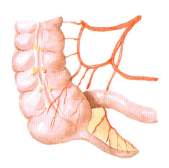
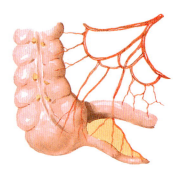
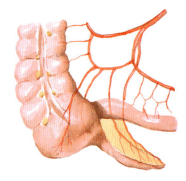
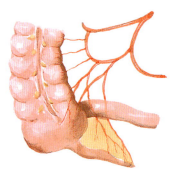

163. 盲肠及阑尾动脉的变异
Variations of cecal and appendicular arteries

1.回结肠动脉 Ileocolic a.　　3.回肠支 Ileal br.　　5.盲肠后支 Post. cecal br.
2.结肠支 Colic br.　　4.盲肠前支 Ant. cecal br.　　6.阑尾动脉 Appendicular a.

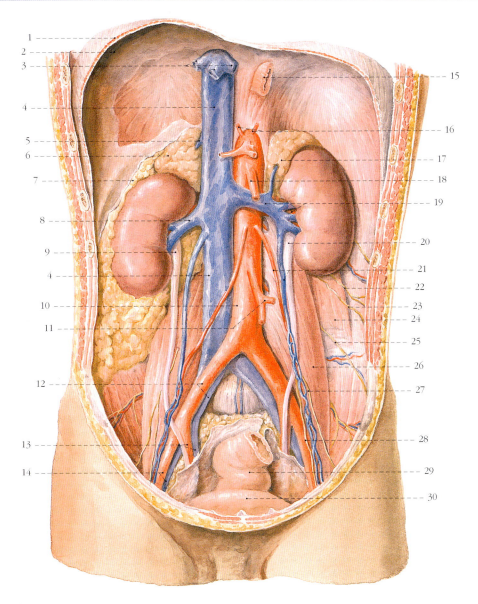

164. 腹膜后隙及其器官和结构
Retroperitoneal space and its organs and structures

1.膈 Diaphragm
2.壁腹膜 Parietal peritoneum
3.肝静脉 Hepatic vv.
4.下腔静脉 Inf. vena cava
5.右肾上腺静脉 Right suprarenal v.
6.右肾上腺 Right sprarenal gland
7.肾脂肪囊 Adipose capsule of kidney
8.右肾静脉 Right renal v.
9.右肾盂 Right renal pelvis
10.腹主动脉 Abdominal aorta
11.肠系膜下动脉 Inf. mesenteric a.

12.右髂总动、静脉 Right common iliac a., v.
13.右髂内动、静脉 Right int. iliac a., v.
14.右髂外动、静脉 Right ext. iliac a., v.
15.食管腹部 Abdominal part of esophagus
16.膈下动脉 Inf. phrenic aa.
17.左肾上腺 Left suprarenal gland
18.肠系膜上动脉 Sup. mesenteric a.
19.左肾动、静脉 Left renal a., v.
20.肾盂 Renal pelvis
21.睾丸动、静脉 Testicular a., v.
22.髂腹下神经 Iliohypogastric n.

23.髂腹股沟神经 Ilioinguinal n.
24.腰方肌 Quadratus lumborum m.
25.股外侧皮神经 Lat. femoral cutaneous n.
26.腰大肌 Psoas major m.
27.生殖股神经股支 Femoral br. of genitofe-
moral n.
28.生殖股神经生殖支 Genital br. of genitofe-
moral n.
29.直肠 Rectum
30.膀胱 Urinary bladder

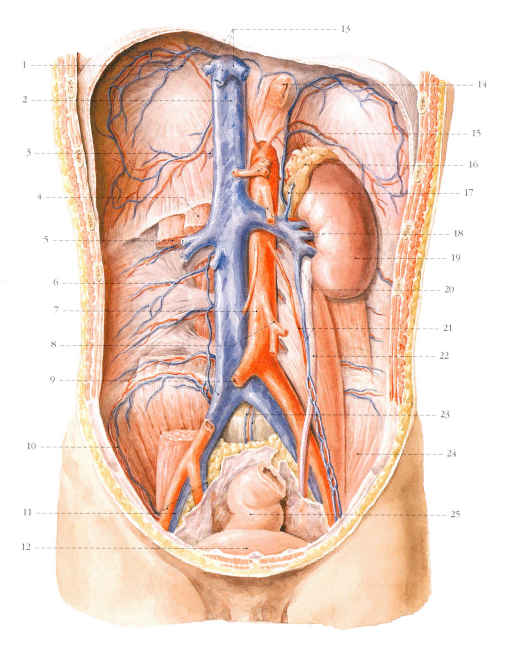

165. 腹膜后隙及其大血管
Retroperitoneal space and its large blood vessels

1.膈下动、静脉 Inf. phrenic aa., vv.
2.下腔静脉 Inf. vena cava
3.右肾上腺静脉 Right suprarenal v.
4.腰大肌 Psoas major m.
5.腰方肌 Quadratus lumborum m.
6.腰动、静脉 Lumbar aa., vv.
7.腹主动脉 Abdominal aorta
8.肠系膜下动脉 Inf. mesenteric a.
9.髂总动、静脉 Common iliac a., v.

10.旋髂深动、静脉 Deep iliac circumflex a., v.
11.髂内、外动、静脉 Int., ext. iliac a., v.
12.膀胱 Urinary bladder
13.肝静脉 Hepatic vv.
14.食管 Esophagus
15.腹腔干 Celiac trunk
16.左肾上腺 Left suprarenal gland
17.左肾上腺静脉 Left suprarenal v.

18.左肾动、静脉 Left renal a., v.
19.左肾 Left kidney
20.肠系膜上动脉 Sup. mesenteric a.
21.睾丸动、静脉 Testicular a., v.
22.左输尿管 Left ureter
23.骶正中动、静脉 Median sacral a., v.
24.髂肌 Iliacus m.
25.直肠 Rectum

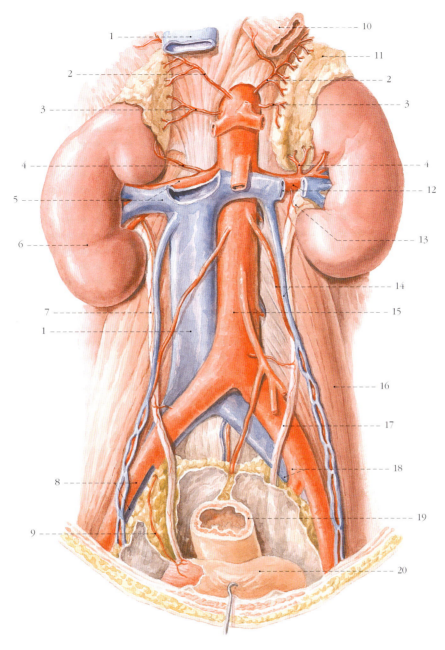

166. 肾、肾上腺和输尿管的血管
Blood vessels of the kidneys, suprarenal glands and ureters

1.下腔静脉 Inf. vena cava
2.肾上腺上动脉 Sup. suprarenal a.
3.肾上腺中动脉 Middle suprarenal a.
4.肾上腺下动脉 Inf. suprarenal a.
5.右肾动、静脉 Right renal a., v.
6.肾 Kidney
7.右输尿管 Right ureter

8.右髂外动、静脉 Right ext. iliac a., v.
9.膀胱上动脉 Sup. vesical a.
10.食管 Esophagus
11.左肾上腺 Left suprarenal gland
12.左肾动、静脉 Left renal a., v.
13.左肾盂 Left renal pelvis
14.左睾丸动、静脉 Left testicular a., v.

15.腹主动脉 Abdominal aorta
16.腰大肌 Psoas major m.
17.左输尿管 Left ureter
18.左髂总动、静脉 Left common iliac a., v.
19.直肠 Rectum
20.膀胱 Urinary bladder

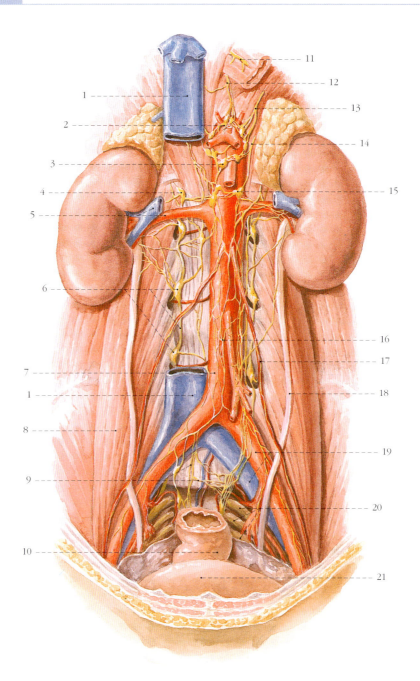

167. 腹膜后隙的自主神经
Autonomic nerves of the retroperitoneal space

1.下腔静脉　Inf. vena cava
2.腹腔神经节、丛　Celiac ganglia, plexus
3.肠系膜上神经节、丛　Sup. mesenteric ganglion, plexus
4.肾神经节、丛　Renal ganglion, plexus
5.肾动、静脉　Renal a., v.
6.腰交感干、神经节　Lumbar sympathetic trunk, ganglia

7.腹主动脉　Abdominal aorta
8.腰大肌　Psoas major m.
9.下腹上丛　Sup. hypogastric plexus
10.直肠　Rectum
11.迷走神经前干　Ant. vagal trunk
12.迷走神经后干　Post. vagal trunk
13.内脏大神经　Greater splanchnic n.
14.内脏小神经　Lesser splanchnic n.

15.主动脉肾节　Aorticorenal ganglia
16.腹主动脉丛　Abdominal aortic plexus
17.睾丸动脉　Testicular a.
18.输尿管　Ureter
19.髂总动、静脉　Common iliac a., v.
20.骶丛　Sacral plexus
21.膀胱　Urinary bladder

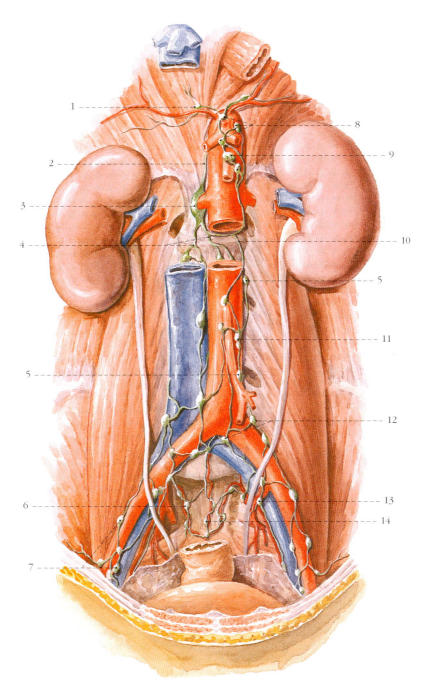

168. 腹膜后隙的淋巴
Lymph of the retroperitoneal space

1.膈下淋巴结 Inf. phrenic lymph nodes
2.胸导管 Thoracic duct
3.乳糜池 Cisterna chyli
4.左、右腰干 Left, right lumbar trunks
5.腰淋巴结 Lumbar lymph node

6.骶外侧淋巴结 Lat. sacral lymph nodes
7.髂外淋巴结 Ext. iliac lymph nodes
8.腹腔淋巴结 Celiac lymph nodes
9.肠系膜上淋巴结 Sup. mesenteric lymph nodes
10.肠干 Intestinal trunk

11.肠系膜下淋巴结 Inf. mesenteric lymph nodes
12.髂总淋巴结 Common iliac lymph nodes
13.髂内淋巴结 Int. iliac lymph nodes
14.骶正中淋巴结 Median sacral lymph nodes

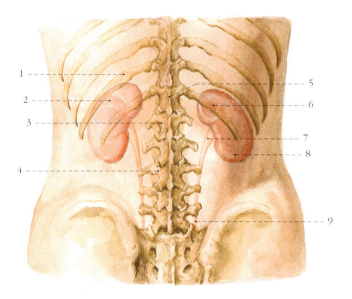

169. 肾和输尿管的体表投影
Surface projections of the kidneys and ureters

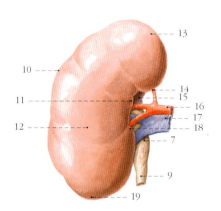

170. 右肾（前面观）
Right kidney (anterior view)

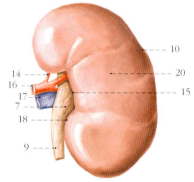

171. 右肾（后面观）
Right kidney (posterior view)

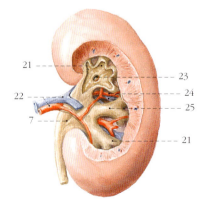

172. 肾窦及其结构
Renal sinus and its structures

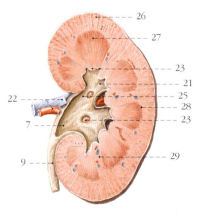

173. 肾的额状断面（后面观）
Frontal section of the kidney (posterior view)

1.第 11 肋 11th rib
2.左肾 Left kidney
3.第 1 腰椎 1st lumbar vertebra
4.第 3 腰椎 3rd lumbar vertebra
5.第 12 胸椎 12th thoracic vertebra
6.第 12 肋 12th rib
7.肾盂 Renal pelvis
8.右肾 Right kidney
9.输尿管 Ureter
10.外侧缘 Lat. border
11.肾前唇 Ant. renal lip
12.前面 Ant. surface
13.上端 Sup. extremity
14.上极动脉 Upper polar a.
15.肾后唇 Post. renal lip
16.肾动脉 Renal a.
17.肾静脉 Renal v.
18.内侧缘 Med. border
19.下端 Inf. extremity
20.后面 Post. surface
21.肾小盏 Minor renal calyx
22.肾动、静脉 Renal a., v.
23.肾乳头 Renal papilla
24.肾动和静脉的分、属支 Brr., trib-
　utaries of renal a., v.
25.肾大盏 Major renal calyx
26.肾皮质 Renal cortex
27.肾锥体，肾髓质 Renal pyramid,
　renal medulla
28.锥体底 Base of pyramid
29.肾柱 Renal column

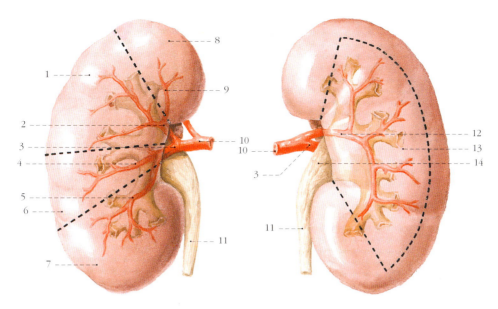

174. 肾段和肾段动脉（前面观）
Renal segments and renal segmental
arteries (anterior view)

175. 肾段和肾段动脉（后面观）
Renal segments and renal segmental
arteries (posterior view)

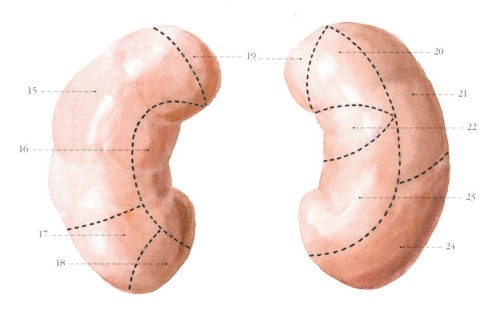

176. 右肾前面的毗邻
Anterior relations of the right kidney

177. 左肾前面的毗邻
Anterior relations of the left kidney

1.上前段 Sup. ant. segment
2.上前段动脉 Sup. ant. segmental a.
3.肾动脉前支 Ant. br. of renal a.
4.下前段动脉 Inf. ant. segmental a.
5.下段动脉 Inf. segmental a.
6.下前段 Inf. ant. segment
7.下段 Inf. segment
8.上段 Sup. segment

9.上段动脉 Sup. segmental a.
10.肾动脉 Renal a.
11.输尿管 Ureter
12.肾动脉后支 Post. br. of renal a.
13.后段 Post. segment
14.肾盂 Renal pelvis
15.肝 Liver
16.十二指肠 Duodenum

17.结肠右曲 Right flexure of colon
18.小肠 Small intestine
19.肾上腺 Suprarenal gland
20.胃 Stomach
21.脾 Spleen
22.胰 Pancreas
23.小肠 Small intestine
24.结肠左曲 Left flexure of colon

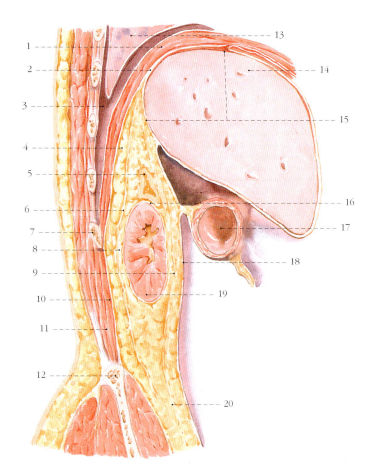

1.膈 Diaphragm
2.膈下筋膜 Subdiaphragmatic fascia
3.肋膈隐窝 Costodiaphragmatic recess
4.肾周围脂肪 Pararenal fat
5.肾上腺 Suprarenal gland
6.肾后筋膜 Post. layer of renal fascia
7.第 12 肋 12th rib
8.脂肪囊 Adipose capsule
9.肾前筋膜 Ant. layer of renal fascia
10.腹横筋膜 Transversalis fascia
11.腰方肌 Quadratus lumborum m.
12.髂嵴 Iliac crest
13.肺 Lung
14.肝 Liver
15.肝裸区 Bare area of liver
16.纤维囊 Fibrous capsule
17.结肠右曲 Right flexure of colon
18.腹膜 Peritoneum
19.右肾 Right kidney
20.腹膜后脂肪 Retroperitoneal fat
21.肠系膜上动、静脉 Sup. mesenteric a., v.
22.胰 Pancreas
23.腹主动脉 Abdominal aorta
24.左肾 Left kidney
25.降结肠 Descending colon
26.左肾动、静脉 Left renal a., v.
27.腰大肌 Psoas major m.
28.竖棘肌 Erector spinae m.
29.下腔静脉 Inf. vena cava
30.十二指肠 Duodenum
31.腹横肌 Transversus abdominis m.
32.腹内斜肌 Obliquus internus abdominis m.
33.腹外斜肌 Obliquus externus abdominis m.
34.背阔肌 Latissimus dorsi m.
35.膈肌脚 Crura of diaphragm

178. 肾筋膜（通过右肾的矢状断面）
Renal fasciae (sagittal section through the right kidney)

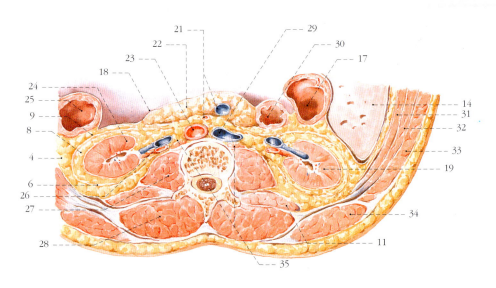

179. 肾筋膜（通过第 2 腰椎横断面）
Renal fasciae (transverse section through the second lumbar vertebra)

THE PELVIS AND PERINEUM

盆部和会阴

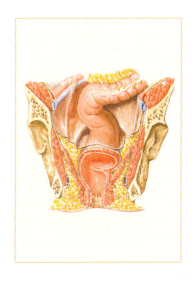

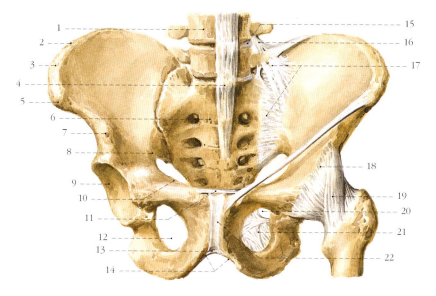

180. 男性骨盆（前面观）
Male pelvis (anterior view)

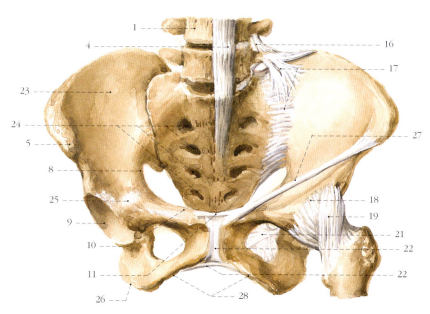

181.女性骨盆（前面观）
Female pelvis (anterior view)

1.第 4 腰椎 4th lumbar vertebra
2.髂嵴 Iliac crest
3.髂结节 Iliac tubercle
4.前纵韧带 Ant. longitudinal lig.
5.髂前上棘 Ant. sup. iliac spine
6.骶骨 Sacrum
7.髂前下棘 Ant. inf. iliac spine
8.弓状线 Arcuate line
9.髋臼 Acetabulum
10.耻骨梳 Pecten pubis

11.耻骨上韧带 Sup. pubic lig.
12.闭孔 Obturator foramen
13.耻骨弓状韧带 Arcuate pubic lig.
14.耻骨下角（70-75°）Subpubic angle
15.椎间盘 Intervertebral disc
16.髂腰韧带 Iliolumbar lig.
17.骶髂前韧带 Ant. sacroiliac lig.
18.关节囊 Articular capsule
19.髂股韧带 Iliofemoral lig.
20.闭膜管 Obturator canal

21.闭孔膜 Obturator membrane
22.耻骨联合 Pubic symphysis
23.髂骨翼 Ala of ilium
24.骶前孔 Ant. sacral foramen
25.髂耻隆起 Iliopubic eminence
26.坐骨结节 Ischial tuberosity
27.腹股沟韧带 Inguinal lig.
28.耻骨下角 Subpubic angle (90-100°)

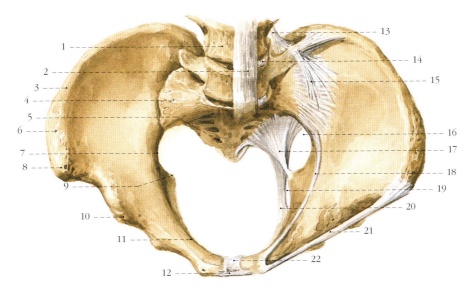

182. 男性骨盆（上面观）
Male pelvis (superior view)

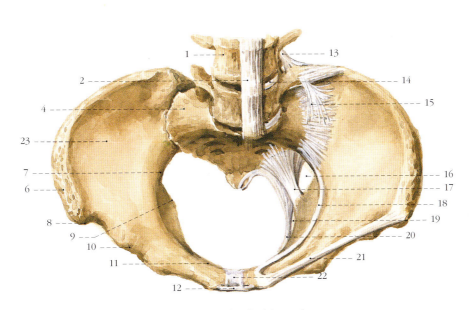

183. 女性骨盆（上面观）
Female pelvis (superior view)

1.第4腰椎 4th lumbar vertebra
2.前纵韧带 Ant. longitudinal lig.
3.髂嵴 Iliac crest
4.骶骨 Sacrum
5.骶前孔 Ant. sacral foramen
6.髂结节 Iliac tubercle
7.弓状线 Arcuate line
8.髂前上棘 Ant. sup. iliac spine

9.坐骨棘 Ischial spine
10.髂前下棘 Ant. inf. iliac spine
11.耻骨梳 Pecten pubis
12.耻骨上韧带 Sup. pubic lig.
13.髂腰韧带 Iliolumbar lig.
14.椎间盘 Intervertebral disc
15.骶髂前韧带 Ant. sacroiliac lig.
16.坐骨大孔 Greater sciatic foramen

17.骶棘韧带 Sacrospinal lig.
18.耻骨梳韧带 Pectineal lig.
19.坐骨小孔 Lesser sciatic foramen
20.骶结节韧带 Sacrotuberous lig.
21.腹股沟韧带 Inguinal lig.
22.耻骨联合 Pubic symphysis
23.髂骨翼 Ala of ilium

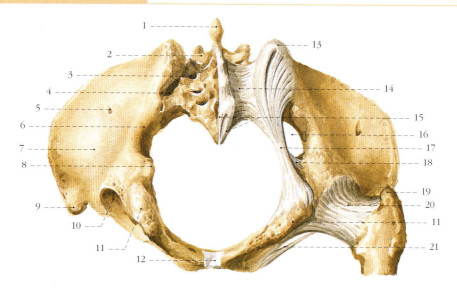

184. 女性骨盆（下面观）
Female pelvis (inferior view)

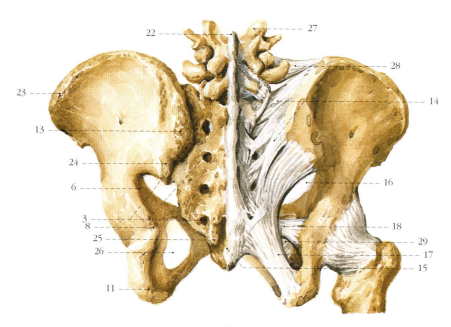

185. 女性骨盆（后面观）
Female pelvis (posterior view)

1. 棘突 Spinous proc.
2. 第 5 腰椎 5th lumbar vertebra
3. 骶后孔 Post. sacral foramen
4. 骶髂关节 Sacroiliac joint
5. 滋养孔 Nutrient foramen
6. 坐骨大切迹 Greater sciatic notch
7. 髂骨翼 Ala of ilium
8. 坐骨棘 Ischial spine
9. 髂前上棘 Ant. sup. iliac spine
10. 髋臼 Acetabulum
11. 坐骨结节 Ischial tuberosity

12. 耻骨联合 Pubic symphysis
13. 髂后上棘 Post. sup. iliac spine
14. 骶髂后韧带 Post. sacroiliac lig.
15. 骶尾后浅韧带 Superf. post. sacro-coccygeal lig.
16. 坐骨大孔 Greater sciatic foramen
17. 骶结节韧带 Sacrotuberous lig.
18. 骶棘韧带 Sacrospinal lig.
19. 大转子 Greater trochanter
20. 髋关节囊 Articular capsule of hip joint

21. 腹股沟韧带 Inguinal lig.
22. 棘上韧带 Supraspinous lig.
23. 髂结节 Iliac tubercle
24. 髂后下棘 Post. inf. iliac spine
25. 骶角 Sacral horn
26. 闭孔 Obturator foramen
27. 第 4 腰椎 4th lumbar vertebra
28. 髂腰韧带 Iliolumbar lig.
29. 坐骨小孔 Lesser sciatic foramen

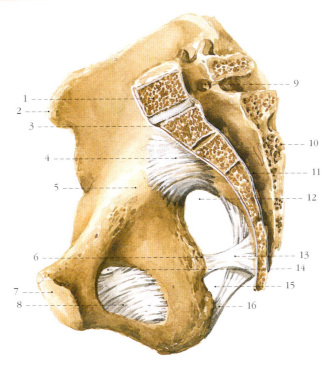

186. 骨盆正中矢状断面（内面观）
Median sagittal section of the pelvis (internal view)

1.第5腰椎　5th lumbar vertebra
2.髂前上棘　Ant. sup. iliac spine
3.岬　Promontory
4.骶髂关节　Sacroiliac joint
5.弓状线　Arcuate line
6.坐骨棘　Ischial spine
7.耻骨联合面　Symphysial surface
8.闭孔膜　Obturator membrane
9.椎间孔　Intervertebral foramen
10.骶正中嵴　Median sacral crest
11.骶管　Sacral canal
12.坐骨大孔　Greater sciatic foramen
13.骶棘韧带　Sacrospinous lig.
14.闭膜管　Obturator canal
15.坐骨小孔　Lesser sciatic foramen
16.骶结节韧带　Sacrotuberous lig.
17.臀后线　Post. gluteal line
18.髂后上棘　Post. sup. iliac spine
19.棘上韧带　Sup. spinous lig.
20.骶髂后韧带　Post. sacroiliac lig.
21.坐骨结节　Ischial tuberosity
22.第4腰椎　4th lumbar vertebra
23.臀前线　Ant. gluteal line
24.髂骨翼　Ala of ilium
25.臀下线　Inf. gluteal line
26.月状面　Lunate surface
27.髋臼窝　Acetabular fossa
28.髋臼横韧带　Transv. acetabular lig.

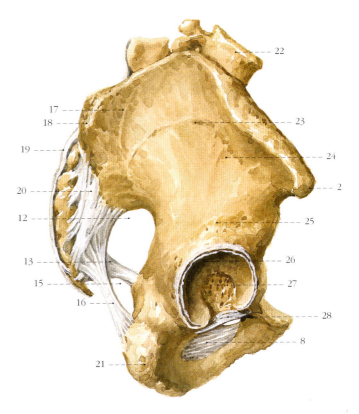

187. 骨盆（外面观）
Pelvis (lateral view)

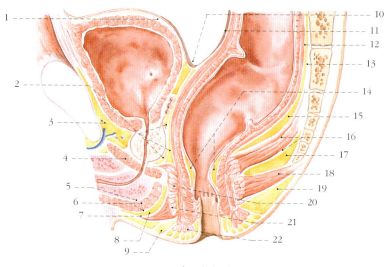

188. 会阴盆间隙
Perineopelvic space

1.膀胱筋膜 Vesical fascia
2.直肠膀胱间隙 Rectovesical space
3.膀胱前间隙 Prevesical space
4.尿生殖膈 Urogenital diaphragm
5.阴茎深筋膜 Deep fascia of penis
6.球海绵体肌和会阴深筋膜 Bulbo-spongiosus m. and deep perineal fascia
7.Colles 筋膜 Colles fascia
8.会阴浅间隙 Superf. perineal compartment
9.肛周间隙 Perianal space
10.直肠膀胱陷凹 Rectovesical recess
11.腹膜 Peritoneum
12.直肠筋膜 Rectal fascia
13.骶前筋膜 Presacral fascia
14.粘膜下间隙 Submucous space
15.骶前间隙 Presacral space
16.肛提肌和盆膈筋膜 Levator ani m. and fascia of pelvic diaphragm
17.肛后深间隙 Deep postanal space
18.肛尾韧带 Anococcygeal lig.
19.肛后浅间隙 Superf. postanal space
20.肛门外括约肌深部 Deep part of external anal sphincter m.
21.肛门外括约肌浅部 Superf. external anal sphincter m.
22.肛门外括约肌皮下部 Subcutaneous external anal sphincter m.
23.乙状结肠 Sigmoid colon
24.壁腹膜 Parietal peritoneum
25.输精管 Ductus deferens
26.膀胱 Urinary bladder
27.耻骨联合 Pubic symphysis
28.前列腺 Prostate
29.耻骨前弯 Prepubic curvature
30.阴茎海绵体 Cavernous body of penis
31.尿道海绵体 Cavernous body of urethra
32.尿道舟状窝 Navicular fossa of urethra
33.阴囊中隔 Septum of scrotum
34.直肠 Rectum
35.输精管壶腹 Ampulla of ductus deferens
36.射精管 Ejaculatory duct
37.尿道膜部 Membranous part of urethra
38.尿道球 Bulb of urethra
39.耻骨下弯 Infrapubic curvature

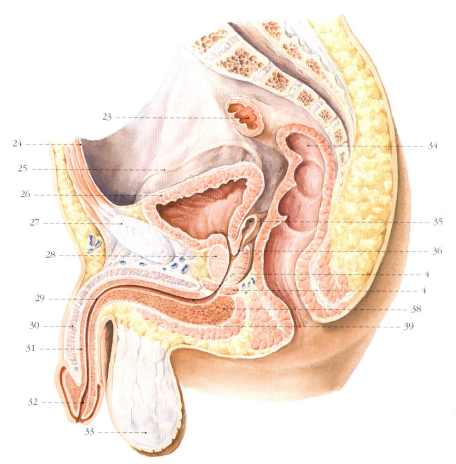

189. 男性盆腔（正中矢状切面）
Male pelvic cavity (median sagittal section)

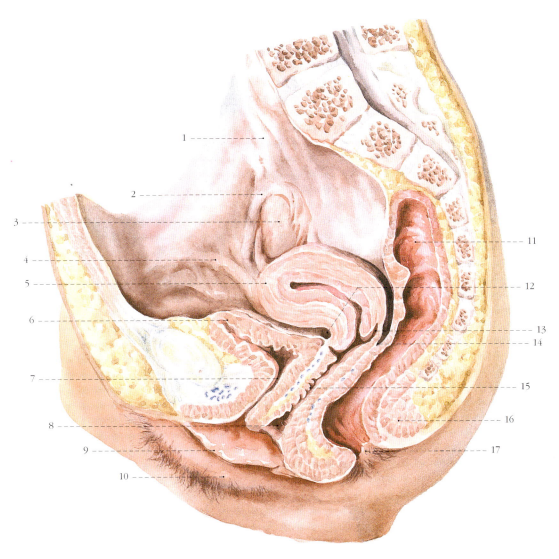

190. 女性盆腔（正中矢状切面）
Female pelvic cavity (median sagittal section)

1.卵巢悬韧带 Suspensory lig. of ovary
2.输卵管 Uterine tube
3.卵巢 Ovary
4.子宫圆韧带 Round lig. of uterus
5.子宫 Uterus
6.膀胱 Urinary bladder
7.尿道 Urethra
8.阴道口 Vaginal orifice
9.小阴唇 Lesser lip of pudendum
10.大阴唇 Greater lip of pudendum
11.直肠 Rectum
12.膀胱子宫陷凹 Vesicouterine pouch
13.阴道穹（后部） Fornix of vagina（post. part）
14.直肠子宫陷凹 Rectouterine pouch
15.阴道 Vagina
16.肛门外括约肌 Sphincter ani externus m.
17.肛门 Anus

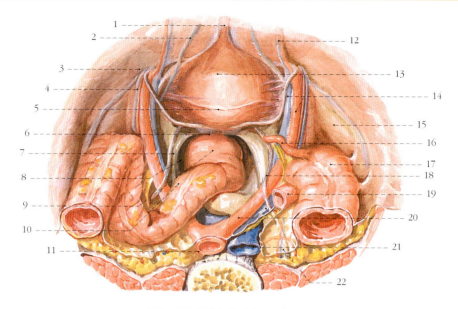

191. 男性盆腔内容（上面观）
Male pelvic contents (superior view)

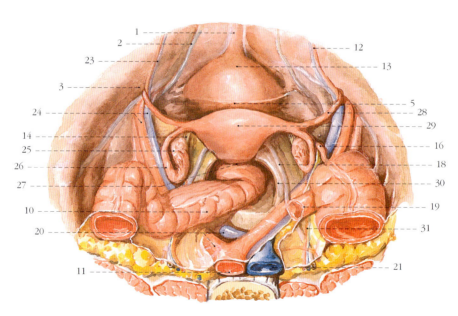

192. 女性盆腔内容（上面观）
Female pelvic contents (superior view)

1.脐正中襞 Median umbilical fold
2.脐内侧襞 Med. umbilical fold
3.腹股沟外侧窝 Lat. inguinal fossa
4.睾丸动、静脉 Testicular a., v.
5.膀胱横襞 Transv. vesical fold
6.直肠膀胱陷凹 Rectovesical pouch
7.膀胱骶骨皱襞 Vesicosacral fold
8.直肠旁窝 Pararectal fossa
9.直肠 Rectum
10.乙状结肠 Sigmoid colon

11.腹主动脉 Abdominal aorta
12.脐外侧襞 Lat. umbilical fold
13.膀胱 Urinary bladder
14.卵巢固有韧带 Proper ovary lig.
15.腹股沟韧带 Inguinal lig.
16.阑尾 Vermiform appendix
17.盲肠 Cecum
18.输尿管 Ureter
19.回肠 Ileum

20.髂总动、静脉 Common iliac a., v.
21.下腔静脉 Inf. vena cava
22.腹膜 Peritoneum
23.腹壁下动、静脉 Inf. epigastric a., v.
24.髂外动、静脉 Ext. iliac a., v.
25.卵巢 Ovary
26.输卵管 Uterine tube
27.直肠子宫陷凹 Rectouterine

pouch
28.子宫圆韧带 Round lig. of uterus
29.子宫 Uterus
30.子宫骶骨襞 Uterosacral fold
31.卵巢动、静脉 Ovarian a., v.

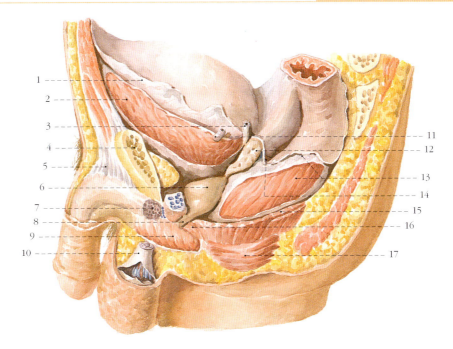

193. 男性盆腔（左旁正中矢状断面）
The male pelvic cavity (left paramedian sagittal section)

1.腹膜 Peritoneum
2.膀胱 Urinary bladder
3.输精管 Ductus deferens
4.耻骨 Pubis
5.阴茎悬韧带 Suspensory lig. of penis
6.前列腺 Prostate
7.阴茎脚 Crus penis
8.尿道 Urethra
9.球海绵体肌 Bulbosponglosus m.
10.精索 Spermatic cord
11.输尿管 Ureter
12.精囊 Seminal vesicle
13.直肠及筋膜 Rectum and fascia
14.直肠膀胱陷凹 Rectovesical pouch
15.肛提肌 Levator ani m.
16.尿生殖膈 Urogenital diaphragm
17.肛门外括约肌 Sphincter ani externus m.
18.卵巢 Ovary
19.输卵管 Uterine tube
20.阴蒂悬韧带 Suspensory lig. of clitoris
21.阴道 Vagina
22.阴蒂 Clitoris
23.阴蒂脚 Crus of clitoris
24.小阴唇 Lesser lip of pudendum
25.大阴唇 Greater lip of pudendum
26.卵巢固有韧带 Proper lig. of ovary
27.子宫圆韧带 Round lig. of uterus
28.膀胱子宫陷凹 Vesicouterine pouch
29.直肠子宫陷凹 Rectouterine pouch
30.前庭大腺 Greater vestibular gland
31.前庭球 Bulb of vestibule

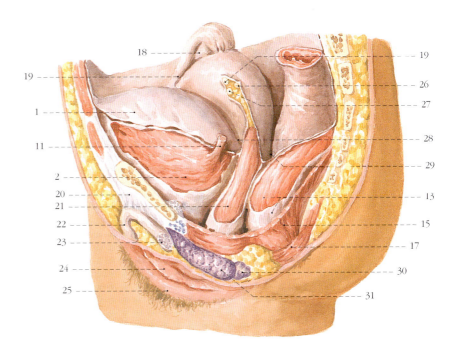

194. 女性盆腔（左旁正中矢状断面）
The female pelvic cavity (left paramedian sagittal section)

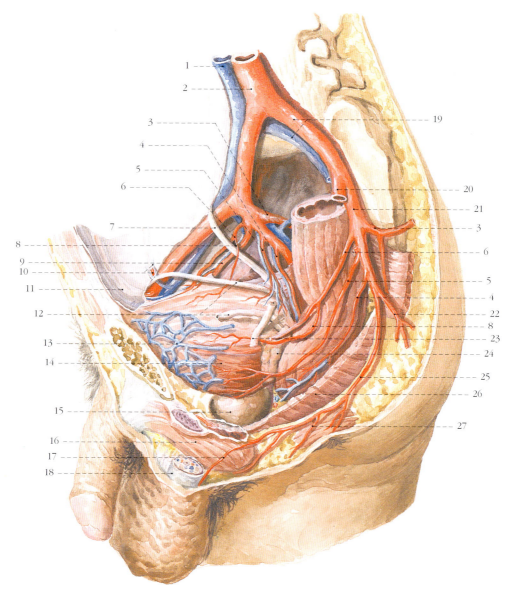

195. 男性盆腔的血管（左旁正中矢状断面）
Blood vessels of the male pelvic cavity (left paramedian sagittal section)

1.下腔静脉 Inf. vena cava
2.腹主动脉 Abdominal aorta
3.臀上动脉 Sup. gluteal a.
4.直肠下动脉 Inf. rectal a.
5.膀胱下动脉 Inf. vesical a.
6.脐动脉 Umbilical a.
7.右输尿管 Right ureter
8.膀胱上动脉 Sup. vesical a.
9.闭孔动脉 Obturator a.
10.旋髂深动、静脉 Deep iliac cir-

cumflex a., v.
11.腹壁下动、静脉 Inf. epigastric a., v.
12.输精管 Ductus deferens
13.膀胱静脉丛 Vesical venous plexus
14.膀胱 Urinary bladder
15.前列腺 Prostate
16.球海绵体肌 Bulbospongiosus m.
17.阴囊后支 Post. scrotal br.
18.精索 Spermatic cord
19.左髂总动、静脉 Left common iliac a., v.

20.髂外动脉 Ext. iliac a.
21.髂内动脉 Int. iliac a.
22.臀下动脉 Inf. gluteal a.
23.左输尿管 Left ureter
24.精囊 Seminal vesicle
25.阴部内动脉 Int. pudendal a.
26.肛提肌 Levator ani m.
27.肛动脉 Anal a.

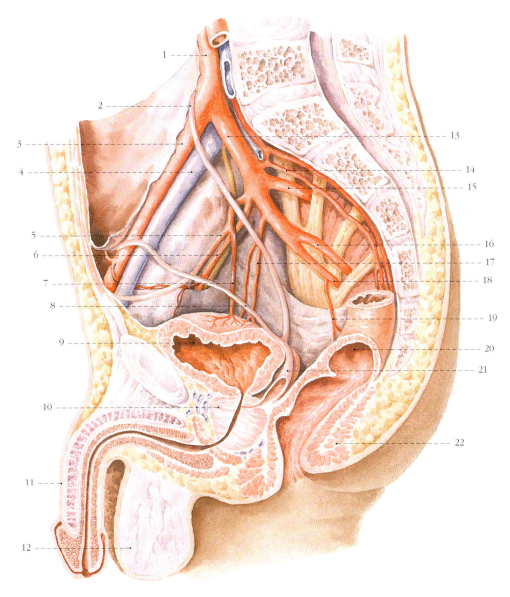

196. 男性盆腔的动脉（正中矢状切面）
Arteries of the male pelvic cavity (median sagittal section)

1.髂总动脉 Common iliac a.
2.输尿管 Ureter
3.髂外动脉 Ext. iliac a.
4.髂外静脉 Ext. iliac v.
5.脐动脉 Umbilical a.
6.闭孔动脉 Obturator a.
7.膀胱上动脉 Sup. vesical a.
8.输精管 Ductus deferens

9.膀胱 Urinary bladder
10.前列腺 Prostate
11.阴茎 Penis
12.阴囊 Scrotum
13.髂内动脉 Int. iliac a.
14.骶外侧动脉 Lat. sacral a.
15.臀上动脉 Sup. gluteal a.
16.臀下动脉 Inf. gluteal a.

17.膀胱下动脉 Inf. vesical a.
18.阴部内动脉 Int. pudendal a.
19.直肠下动脉 Inf. rectal a.
20.直肠 Rectum
21.输精管壶腹 Ampulla of ductus deferens
22.肛门外括约肌 Ext. anal sphincter

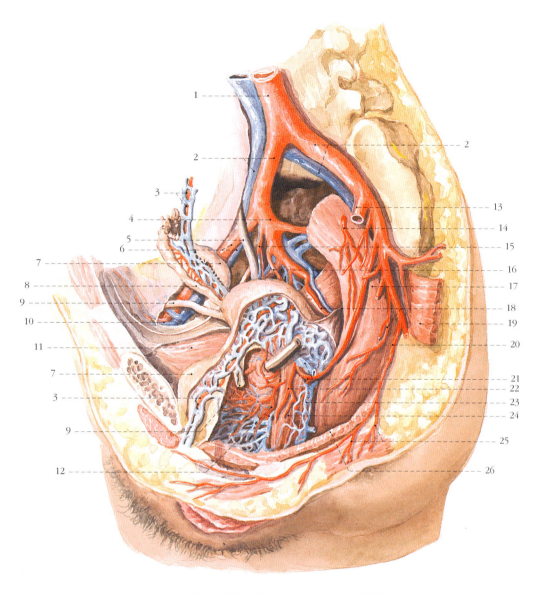

197. 女性盆腔的血管（左旁正中矢状断面）
Blood vessels of the female pelvic cavity (left paramedian sagittal section)

1.腹主动脉 Abdominal aorta
2.髂总动、静脉 Common iliac a., v.
3.卵巢动、静脉 Ovarian a., v.
4.髂内动脉 Int. iliac a.
5.输尿管 Ureter
6.髂外动、静脉 Ext. illac a., v.
7.卵巢 Ovary
8.输卵管 Uterine tube
9.子宫圆韧带 Round lig. of uterus

10.腹壁下动脉 Inf. epigastric a.
11.膀胱 Urinary bladder
12.膀胱下动、静脉 Inf. vesical a., v.
13.髂外动脉 Ext. iliac a.
14.直肠上动脉 Sup. rectal a.
15.脐动脉 Umbilical a.
16.子宫动脉 Uterine a.
17.直肠 Rectum
18.直肠下动脉 Inf. rectal a

19.梨状肌 Piriformis m.
20.阴部内动脉 Int. pudendal v.
21.子宫动、静脉 Uterine a., v.
22.阴道动脉 Vaginal a.
23.阴道静脉丛 Venous plexus of vagina
24.阴道 Vagina
25.肛动脉 Anal a.
26.肛提肌 Levator ani m.

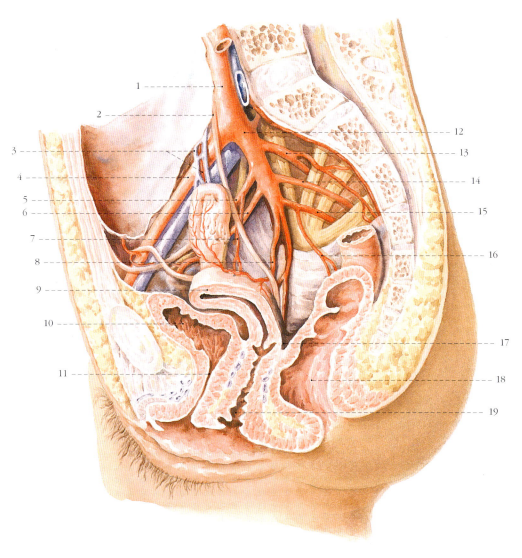

198. 女性盆腔的动脉（正中矢状切面）
Arteries of the female pelvic cavity (median sagittal section)

1.髂总动脉 Common iliac a.	8.子宫动脉 Uterine a.	15.阴部内动脉 Int. pudendal a.
2.输尿管 Ureter	9.子宫 Uterus	16.直肠下动脉 Inf. rectal a.
3.卵巢动、静脉 Ovarian a., v.	10.膀胱 Urinary bladder	17.直肠子宫陷凹 Rectouterine pouch
4.髂外动脉 Ext. iliac a.	11.尿道 Urethra	18.直肠 Rectum
5.脐动脉 Umbilical a.	12.髂内动脉 Int. iliac a.	19.阴道 Vagina
6.闭孔动脉 Obturator a.	13.臀上动脉 Sup. gluteal a.	
7.膀胱上动脉 Sup. vesical aa.	14.臀下动脉 Inf. gluteal a.	

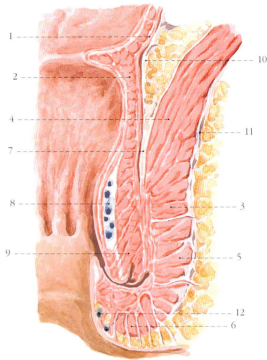

200. 肛门括约肌（冠状断面）
Anal sphincters (coronal section)

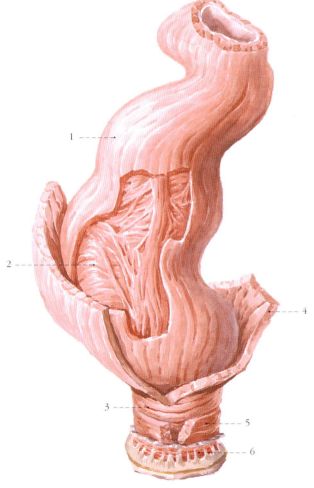

199. 直肠和肛管的肌肉
Muscles of the rectum and anal canal

1.直肠纵层肌 Longitudinal m. of rectum
2.直肠环层肌 Circular m. of rectum
3.肛门外括约肌深部 Deep part of ext. anal
  sphincter m.
4.肛提肌 Levator ani m.
5.肛门外括约肌浅部 Superf. part of ext. anal
  sphincter m.
6.肛门外括约肌皮下部 Subcutaneous part of
  ext. anal sphincter m.
7.盆膈上筋膜 Sup. fascia of pelvic diaphragm
8.直肠内静脉丛 Int. rectal venous plexus
9.肛门内括约肌 Int. anal sphincter m.
10.直肠筋膜 Rectal fascia
11.盆膈下筋膜 Inf. fascia of pelvic diaphragm
12.直肠外静脉丛 Ext. rectal venous plexus

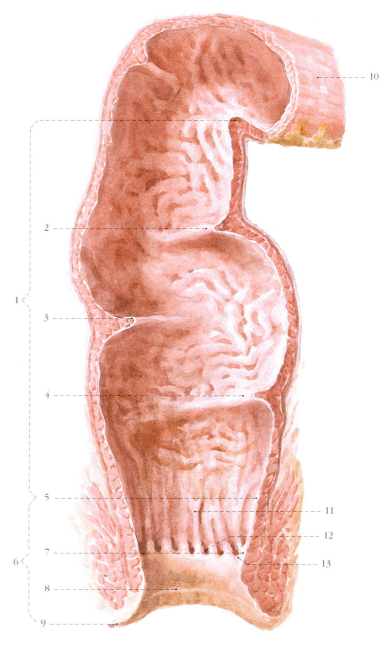

1.直肠　Rectum

2.上直肠横襞　Sup. transv. rectal fold

3.中直肠横襞　Middle transv. rectal fold

4.下直肠横襞　Inf. transv. rectal fold

5.肛直肠线　Anorectal line

6.肛管　Anal canal

7.齿状线　Dentate line

8.白线　White line

9.肛门　Anus

10.乙状结肠　Sigmoid colon

11.肛柱　Anal column

12.肛窦　Anal sinus

13.肛瓣　Anal valve

201. 直肠和肛管内面观（冠状断面）

Internal view of the rectum and anal canal (coronal section)

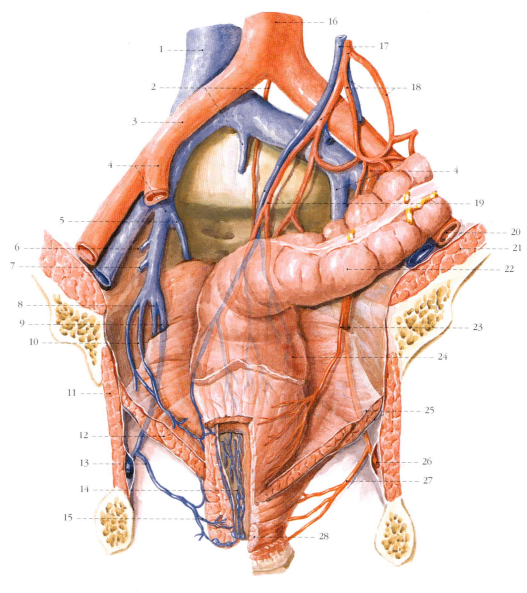

202. 直肠和肛管的血管
Blood vessels of the rectum and anal canal

1.下腔静脉 Inf. vena cava
2.骶正中动、静脉 Median sacral a., v.
3.髂总动脉 Common iliac a.
4.髂内动、静脉 Int. iliac a., v.
5.臀上静脉 Sup. gluteal v.
6.闭孔静脉 Obturator v.
7.膀胱上静脉 Sup. vesical v.
8.臀下静脉 Inf. gluteal v.
9.阴部内静脉 Int. pudendal v.
10.直肠下静脉 Inf. rectal v.

11.闭孔内肌 Obturator internus m.
12.肛提肌 Levator ani m.
13.肛静脉 Anal v.
14.直肠内静脉丛 Int. rectal plexus
15.直肠外静脉丛 Ext. rectal plexus
16.腹主动脉 Abdominal aorta
17.肠系膜下动、静脉 Inf. mesenteric a., v.
18.乙状结肠动、静脉 Sigmoid aa., vv.
19.直肠上动、静脉 Sup. rectal a., v.

20.髂外动、静脉 Ext. iliac a., v.
21.髂肌 Iliacus m.
22.乙状结肠 Sigmoid colon
23.直肠下动脉 Inf. rectal a.
24.直肠 Rectum
25.盆膈上、下筋膜 Sup., inf. fascia of pelvic diaphragm
26.阴部内动脉 Int. pudendal a.
27.肛动脉 Anal a.
28.肛门外括约肌 Sphincter ani externus m.

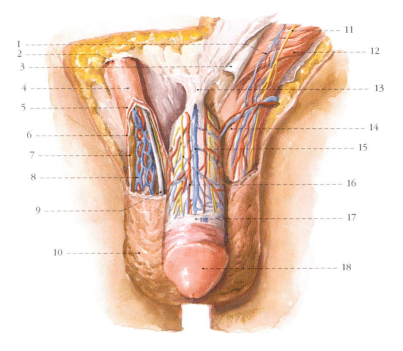

203.男性外生殖器的血管和神经
Blood vessels and nerves of the male external genital organs

1.提睾肌动、静脉 Cremasteric a., v.
2.浅环 Superf. ring
3.腹外斜肌腱膜 Obliquus externus abdominis aponeurosis
4.精索 Spermatic cord
5.精索外筋膜 Ext. spermatic fascia
6.提睾肌筋膜 Cremasteric fascia
7.精索内筋膜 Int. spermatic fascia
8.蔓状静脉丛 Pampiniform venous plexus
9.输精管 Ductus deferens
10.阴囊 Scrotum
11.髂腹股沟神经 Ilioinguinal n.
12.腹内斜肌 Obliquus internus abdominis m.
13.阴茎悬韧带 Suspensory lig. of penis
14.提睾肌 Cremasteric m.
15.阴茎背深静脉 Deep dors. v. of penis
16.阴茎背动脉、神经 Dors. a., n. of penis
17.阴茎深筋膜 Deep fascia of penis
18.阴茎头 Glans penis
19.阴茎浅筋膜 Superf. penile fascia
20.附睾 Epididymis
21.睾丸鞘膜脏层 Visceral layer of tunica vaginalis of testis
22.阴茎皮肤 Penile skin
23.腹内斜肌 Obliquus internus abdominis m.
24.阴囊中隔 Scrotal septum
25.睾丸鞘膜壁层 Parietal layer of tunica vaginalis of testis

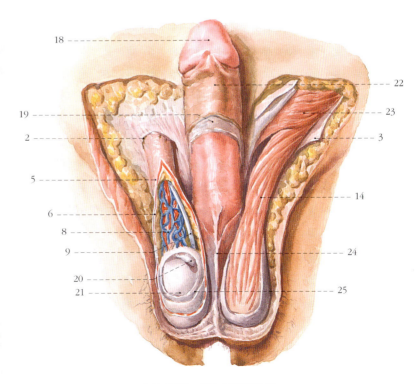

204. 阴囊、睾丸和精索被膜
Coats of the scrotum, testis and spermatic cord

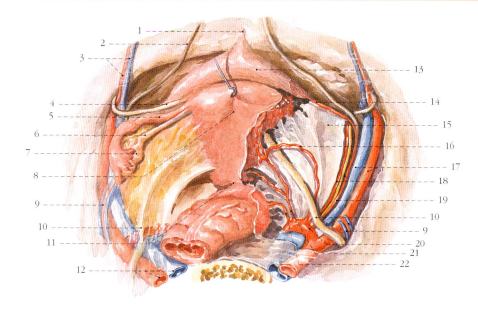

205. 阴道、子宫和卵巢的血管（上面观）
Blood vessels of the vagina, uterus and ovary (superior view)

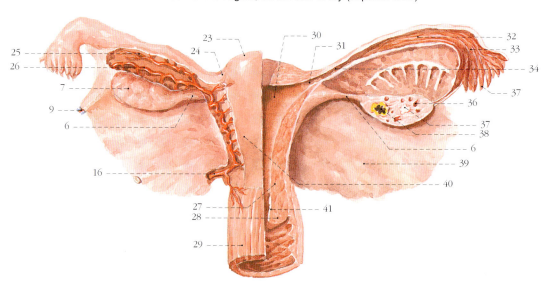

206. 子宫、卵巢和输卵管
Uterus, ovary and uterine tube

1.脐正中襞 Median umbilical fold
2.脐内侧襞 Med. umbilical fold
3.腹壁下动、静脉 Inf. epigastric a., v.
4.子宫圆韧带 Round lig. of uterus
5.输卵管 Uterine tube
6.卵巢固有韧带 Proper lig. of ovary
7.卵巢 Ovary
8.子宫 Uterus
9.卵巢动、静脉 Ovarian a., v.
10.输尿管 Ureter
11.直肠子宫陷凹 Rectouterine pouch
12.髂总动、静脉 Common iliac a., v.
13.膀胱 Urinary bladder

14.膀胱上动脉 Sup. vesical a.
15.盆膈上筋膜 Sup. fascia of pelvic diaphragm
16.子宫动脉 Uterine a.
17.髂外动、静脉 Ext. iliac a., v.
18.闭孔动脉、神经 Obturator a., n.
19.脐动脉 Umbilical a
20.髂内动脉 Int. iliac a.
21.阴道动脉 Vaginal a.
22.直肠下动脉 Inf. rectal a.
23.子宫底 Fundus of uterus
24.子宫角 Horn of uterus

25.子宫动脉输卵管支 Tubal br. of uterine a.
26.子宫动脉卵巢支 Ovarian br. of uterine a.
27.子宫肌层 Myometrium
28.子宫颈 Neck of uterus
29.阴道 Vagina
30.子宫腔 Cavity of uterus
31.子宫部 Uterine part
32.输卵管壶腹 Ampulla of uterine tube
33.输卵管漏斗 Infundibulum of uterine tube

34.输卵管峡 Isthmus of uterine tube
35.输卵管伞 Fimbriae of uterine tube
36.卵泡 Folicle
37.白体 Corpus albicans
38.黄体 Corpus luteum
39.子宫阔韧带 Broad lig. of uterus
40.子宫体 Body of uterus
41.子宫内膜 Endometrium

1.耻骨联合下缘 Lower border of pubic symphysis
2.坐骨结节 Ischial tuberosity
3.尾骨尖 Apex of coccyx
4.阴囊 Scrotum
5.尿生殖区 Urogenital region
6.肛区 Anal region
7.大阴唇 Greater lip of pudendum
8.处女膜 Hymen
9.小阴唇 Lesser lip of pudendum
10.阴蒂头 Glans of clitoris
11.尿道外口 Ext. urethral orifice
12.肛门 Anus

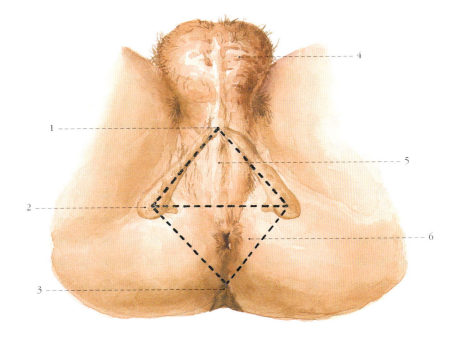

207. 男性会阴分区
Regions of the male perineum

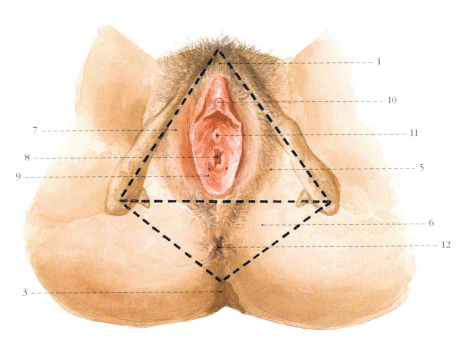

208. 女性会阴分区
Regions of the female perineum

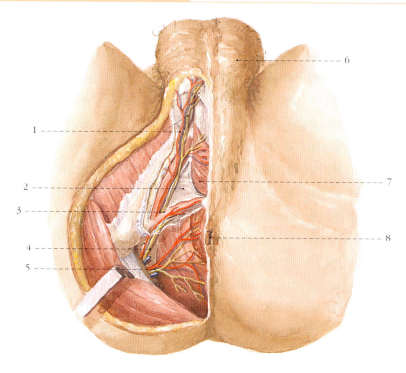

209. 男性会阴的血管和神经（1）
Blood vessels and nerves of the male perineum (1)

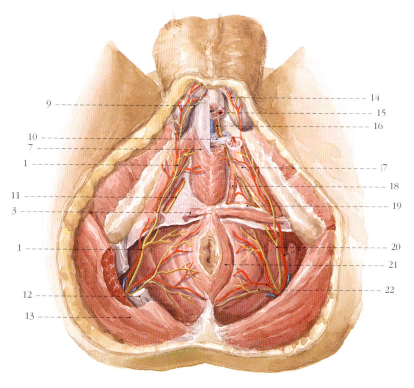

210. 男性会阴的血管和神经（2）
Blood vessels and nerves of the male perineum (2)

1.会阴动脉、神经 Perineal a., n.
2.尿生殖膈下筋膜 Inf. fascia of urogenital diaphragm
3.会阴浅横肌 Superf. transv. perineal m.
4.阴部内动、静脉及阴部神经 Int. pudendal a., v. & pudendal n.
5.肛动、静脉、神经 Anal a., v., n.
6.阴囊 Scrotum
7.球海绵体肌 Bulbospongiosus m.
8.肛门 Anus
9.阴囊后神经 Post. scrotal nn.
10.会阴横韧带 Transv. perineal lig.
11.阴茎深动脉及阴茎背神经 Deep a. of penis & dors. n of penis
12.骶结节韧带 Sacrotuberous lig.
13.臀大肌 Gluteus maximus m.
14.会阴动脉阴囊后支 Post. scrotal br. of perineal a.
15.阴茎背动脉及神经 Dors a., n. of penis
16.阴茎深动脉 Deep a. of penis
17.坐骨海绵体肌 Ischiocavernous m.
18.会阴深横肌 Deep transv. perineal m.
19.尿生殖膈下筋膜 Inf. fascia of urogenital diaphragm
20.阴部内动、静脉及阴部神经 Int. pudendal a., v. & pudendal n.
21.肛门外括约肌 Sphincter ani externus m.
22.肛动、静脉及神经 Anal a., v. & n.

1.球海绵体肌 Bulbocavernosus m.
2.阴唇后神经 Post. labial n.
3.坐骨海绵体肌 Ischiocavernosus m.
4.尿生殖膈下筋膜 Inf. fascia of urogenital diaphragm
5.会阴浅横肌 Superf. transv. m. of perineum
6.会阴动脉 Perineal a.
7.阴部神经 Pudendal n.
8.阴部管 Pudendal canal
9.骶结节韧带 Sacrotuberous lig.
10.臀大肌 Gluteus maximus m.
11.阴阜 Mons pubis
12.阴蒂 Clitoris
13.大阴唇 Greater lip of pudendum
14.尿道外口 Ext. orifice of urethra
15.阴道口 Vaginal orifice
16.小阴唇 Lesser lip of pudendum
17.唇后连合 Post. labial commissure
18.肛门 Anus
19.肛动脉、神经 Anal a., n.
20.前庭球 Vestibular bulb
21.阴蒂深动脉、阴蒂背神经 Deep a. of clitoris, dors. n. of clitoris
22.会阴深横肌 Deep transv. m. of perineum
23.前庭大腺 Greater vestibular gland
24.会阴动脉、神经 Perineal a., n.
25.阴唇后支、阴唇后神经 Post. labial br., post. labial n.
26.尿生殖膈上筋膜 Sup. fascia of urogenital diaphragm
27.阴部内动脉、阴部神经 Int. pudendal a., pudendal n.

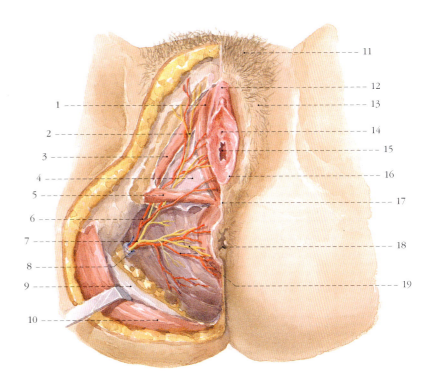

211. 女性会阴的血管和神经（1）
Blood vessels and nerves of the female perineum (1)

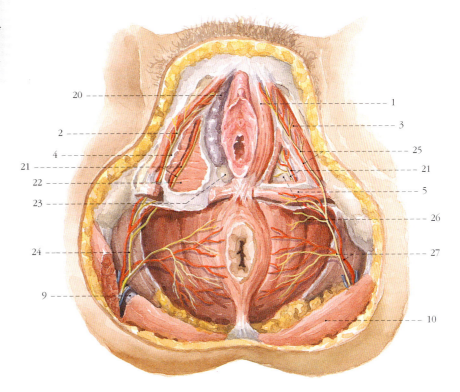

212. 女性会阴的血管和神经（2）
Blood vessels and nerves of the female perineum (2)

1.输尿管 Ureter
2.腹膜外间隙 Extraperitoneal space
3.闭孔内肌 Obturator internus m.
4.直肠横襞 Transv. folds of rectum
5.阴部内动、静脉，阴部神经 Int. pudendal a., v., pudendal n.
6.坐骨直肠窝 Ischiorectal fossa
7.肛门内括约肌 Sphincter ani internus m.
8.乙状结肠 Sigmoid colon
9.髂肌 Iliacus m.
10.髂外动、静脉 Ext. iliac a., v.
11.腹膜 Peritoneum
12.直肠筋膜 Fascia of rectum
13.盆膈上、下筋膜 Sup., inf. fascia of pelvic diaphragm
14.肛提肌 Levator ani m.
15.肛门外括约肌 Sphincter ani externus m.
16.肛门 Anus
17.输卵管伞 Fimbriae of uterine tube
18.子宫动、静脉 Uterine a., v.
19.阴道动脉 Vaginal a.
20.闭孔膜 Obturator membrane
21.闭孔筋膜 Obturator fascia
22.尿生殖膈上、下筋膜 Sup., inf. fascia of urogenital diaphragm
23.处女膜 Hymen
24.子宫 Uterus
25.子宫圆韧带 Round lig. of uterus
26.子宫阔韧带 Broad lig. of uterus
27.腹膜切缘 Cut edge of peritoneum
28.子宫主韧带 Cardinal lig. of uterus
29.子宫颈阴道部 Vaginal part of cervix
30.阴道 Vagina
31.会阴深横肌 Deep transv. m. of perineum
32.耻骨下支 Inf. pubic ramus
33.阴蒂脚 Crus of clitoris
34.坐骨海绵体肌 Ischiocavernosus m.
35.球海绵体肌 Bulbocavernosus m.

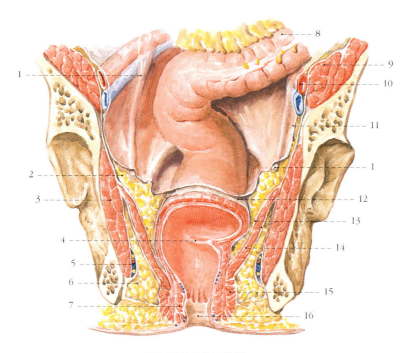

213. 男性盆腔冠状断面
Coronal section of the male pelvic cavity

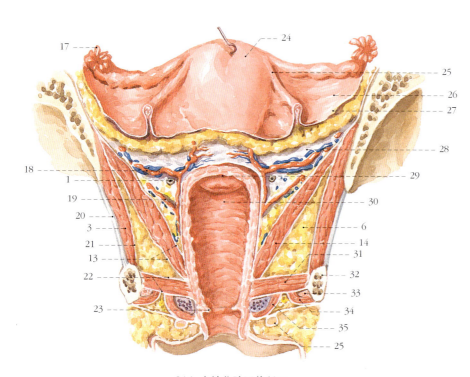

214. 女性盆腔冠状断面
Coronal section of the female pelvic cavity

THE SPINAL COLUMN AND SPINAL CORD

脊柱和脊髓

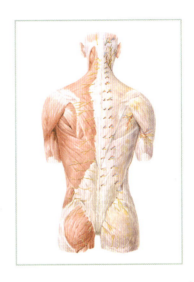

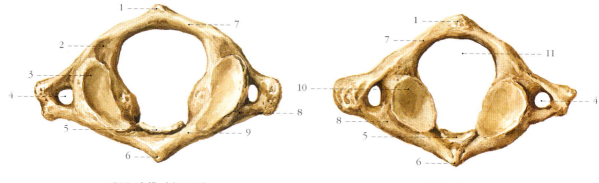

215. 寰椎（上面观）
Atlas (superior view)

216. 寰椎（下面观）
Atlas (inferior view)

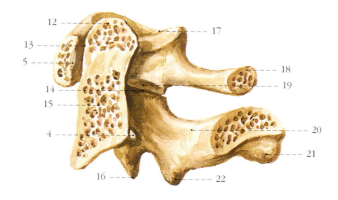

217. 寰椎和枢椎（正中矢状断面）
Atlas and axis (median sagittal section)

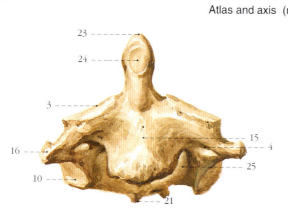

218. 枢椎（前面观）
Axis (anterior view)

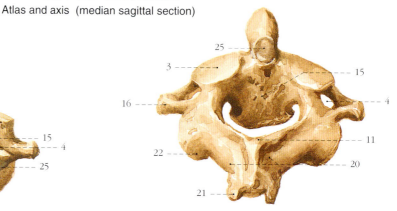

219. 枢椎（后面观）
Axis (posterior view)

1.后结节 Post. tubercle
2.椎动脉沟 Groove for vertebral a.
3.上关节面 Sup. articular facet
4.横突孔 Transv. foramen
5.齿突凹 Dental fovea
6.前结节 Ant. tubercle
7.后弓 Post. arch
8.侧块 Lat. mass

9.前弓 Ant. arch
10.下关节面 Inf. articular facet
11.椎孔 Vertebral foramen
12.齿突 Dens
13.齿突前关节面 Ant. articular facet of dens
14.枢椎上关节面 Sup. articular facet of axis

15.枢椎体 Body of axis
16.横突 Transv. proc.
17.寰椎上关节面 Sup. articular facet of atlas
18.寰椎后弓 Post. arch of atlas
19.寰椎下关节下面 Inf. articular facet of atlas
20.枢椎弓 Arch of axis

21.枢椎棘突 Spinous proc. of axis
22.枢椎下关节突 Inf. articular proc. of axis
23.齿突尖 Apex of dens
24.前关节面 Ant. articular facet
25.后关节面 Post. articular facet

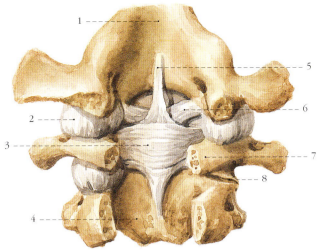

220. 寰枕和寰枢关节（后面观）
Atlantooccipital and atlantoaxial joints (posterior view)

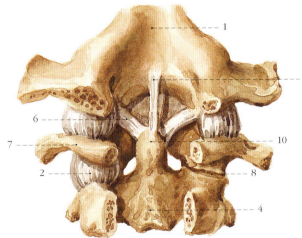

221. 翼状韧带和齿突尖韧带（后面观）
Alar ligament and apical ligament of dens (posterior view)

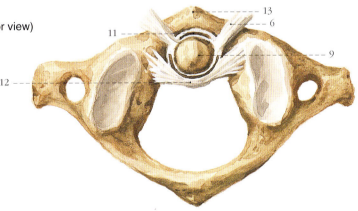

222. 寰枕关节（上面观）
Atlantooccipital joint (superior view)

1. 枕骨 Occipital bone
2. 关节囊 Articular capsule
3. 寰椎十字韧带（寰椎横韧带） Cruciform lig. of atlas (transv. lig. of atlas)
4. 枢椎 Axis
5. 寰椎十字韧带（纵束） Cruciform lig. of atlas (longitudinal band)
6. 翼状韧带 Alar ligg.
7. 寰椎后弓 Post. arch of atlas
8. 寰枢外侧关节 Lat. atlantoaxial joint
9. 齿突尖韧带 Apical lig. of dens
10. 齿突 Dens
11. 滑膜腔 Synovial cavity
12. 寰椎横韧带 Transv. lig. of atlas
13. 寰椎前结节 Ant. tubercle of atlas

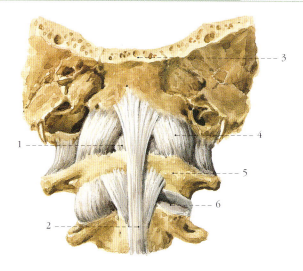

223. 枕骨、寰椎和枢椎的连结（前面观）
Joints between occipital bone, atlas and axis (anterior view)

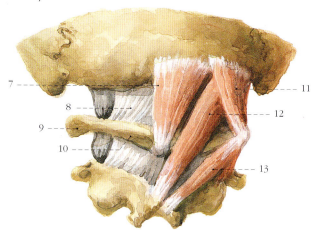

224. 枕骨、寰椎和枢椎的连结（后面观）
Joints between occipital bone, atlas and axis (posterior view)

225. 枕骨、寰椎和枢椎的连结（内面观）
Joints between occipital bone, atlas and axis (internal view)

1.寰枕前膜 Ant. atlantooccipital membrane
2.前纵韧带 Ant. longitudinal lig.
3.枕骨基底部 Basilar part of occipital bone
4.寰枕关节囊 Capsule of atlantooccipital joint
5.寰椎前弓 Ant. arch of atlas
6.寰枢外侧关节 Lat. atlantoaxial joint
7.头后小直肌 Rectus capitis post. minor m.
8.寰枕后膜 Post. atlantooccipital membrane
9.寰椎横突 Transv. process of atlas
10.寰椎后弓 Post. arch of atlas
11.头上斜肌 Obliquus capitis sup. m.
12.头后大直肌 Rectus capitis post. major m.
13.头下斜肌 Obliquus capitis inf. m.
14.斜坡 Clivus
15.覆膜 Tectorial membrane
16.后纵韧带 Post. longitudinal lig.

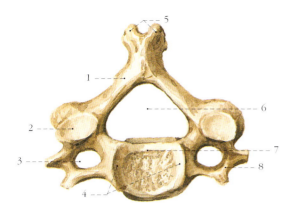

226. 第 4 颈椎（上面观）
4th cervical vertebra (superior view)

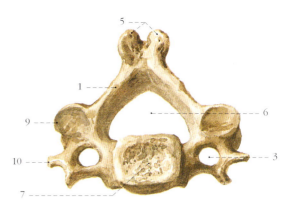

227. 第 4 颈椎（下面观）
4th cervical vertebra (inferior view)

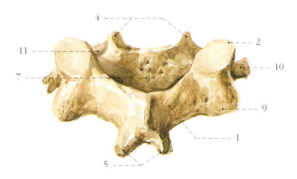

228. 第 4 颈椎（后面观）
4th cervical vertebra (posterior view)

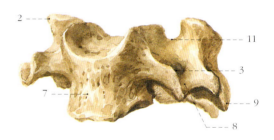

229. 第 4 颈椎（左前面观）
4th cervical vertebra (left anterior view)

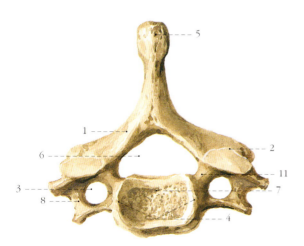

230. 第 7 颈椎（上面观）
7th cervical vertebra (superior view)

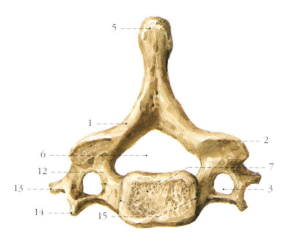

231. 第 7 颈椎（下面观）
7th cervical vertebra (inferior view)

1.椎弓 Vertebral arch
2.上关节突 Sup. articular proc.
3.横突孔 Transv. foramen
4.椎体钩 Uncus of vertebral body
5.棘突 Spinous proc.
6.椎孔 Vertebral foramen
7.椎体 Vertebral body
8.脊神经沟 Sulcus for spinal n.
9.下关节突 Inf. articular proc.
10.横突 Transv. proc.
11.椎上切迹 Sup. vertebral notch
12.椎下切迹 Inf. vertebral notch
13.横突后结节 Post. tubercle of transv. proc.
14.横突前结节 Ant. tubercle of transv. proc.
15.唇缘 Lip margin

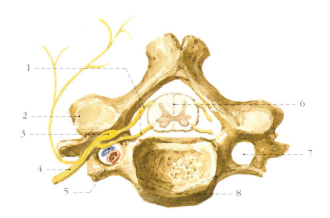

232. 椎动脉、颈神经和颈椎（上面观）
Vertebral artery, cervical nerve and
cervical vertebra (superior view)

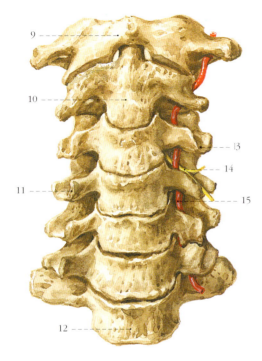

233. 颈椎（前面观）
Cervical vertebra (anterior view)

1.前、后根 Ant., post. roots
2.上关节突 Sup. articular proc.
3.脊神经节 Spinal gangl.
4.脊神经 Spinal n.
5.椎动、静脉 Vertebral a., v.
6.脊髓 Spinal cord
7.横突孔 Transv. foramen
8.椎体钩 Uncus of vertebral body
9.寰椎 Atlas
10.枢椎 Axis
11.横突 Transv. proc.
12.隆椎 Vertebra prominens
13.脊神经钩 Sulcus for spinal n.
14.第4颈神经 4th cervical n.
15.椎动脉 Vertebral a.
16.第5颈神经 5th cervical n.
17.关节突关节 Zygapophysial
   joint
18.棘突 Spinous proc.
19.侧块 Lateral mass

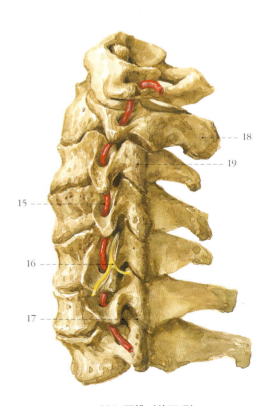

234. 颈椎（外面观）
Cervical vertebra (lateral view)

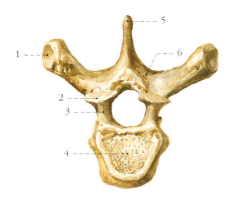

235. 第 8 胸椎（上面观）
8th thoracic vertebra (superior view)

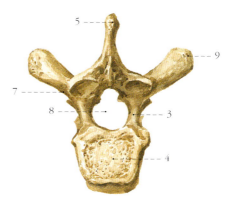

236. 第 8 胸椎（下面观）
8th thoracic vertebra (inferior view)

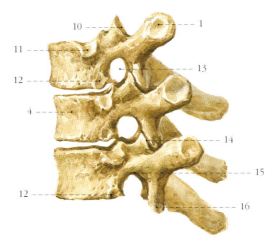

237. 第 6、7、8 胸椎（外面观）
6th, 7th and 8th thoracic vertebrae (lateral view)

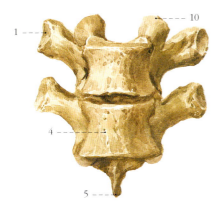

238. 第 7、8 胸椎（前面观）
7th, 8th thoracic vertebrae (anterior view)

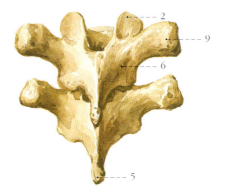

239. 第 7、8 胸椎（后面观）
7th, 8th thoracic vertebrae (posterior view)

1.横突肋凹 Transv. costal fovea
2.上关节面 Sup. articular facet
3.椎弓根 Pedicle of vertebral arch
4.椎体 Vertebral body
5.棘突 Spinous process
6.椎弓板 Lamina of vertebral arch
7.下关节面 Inf. articular facet
8.椎孔 Vertebral foramen
9.横突 Transv. proc.
10.上关节突 Sup. articular proc.
11.上肋凹 Sup. costal fovea
12.下肋凹 Inf. costal fovea
13.椎间孔 Intervertebral foramen
14.关节突关节 Zygapophysial joint
15.椎下切迹 Inf. vertebral notch
16.下关节突 Inf. articular proc.

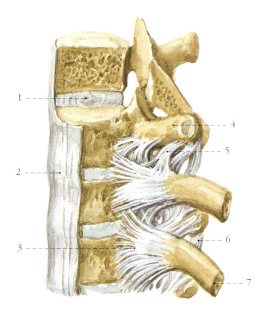

240. 胸椎和肋的连结（外面观）
Joints of the thoracic vertebrae and ribs (lateral view)

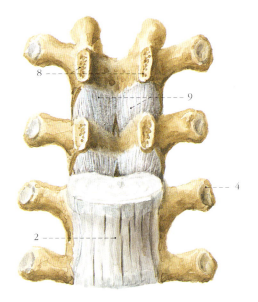

241. 胸椎的连结（示黄韧带）
Joints of the thoracic vertebrae (showig ligamentum flavum)

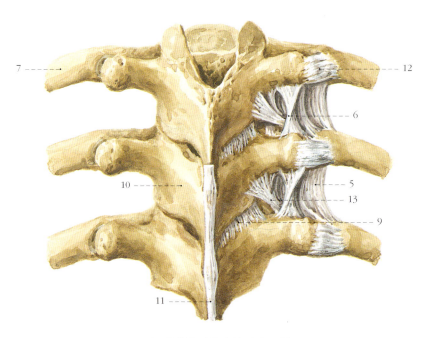

242. 胸椎和肋的连结（后面观）
Joints of the thoracic vertebrae and ribs (posterior view)

1.椎间盘 Intervertebral disc
2.前纵韧带 Ant. longitudinal lig.
3.肋头辐状韧带 Radiate lig. of costal head
4.横突 Transv. proc.
5.肋横突上韧带 Sup. costotransverse lig.

6.横突间韧带 Intertransverse lig.
7.肋 Rib
8.椎弓根 Pedicle of vertebral arch
9.黄韧带 Ligamenta flava
10.椎弓板 Lamina of vertebral arch

11.棘上韧带 Supraspinous lig.
12.肋横突外侧韧带 Lat. costo-transverse lig.
13.肋横突韧带 Costotransverse lig.

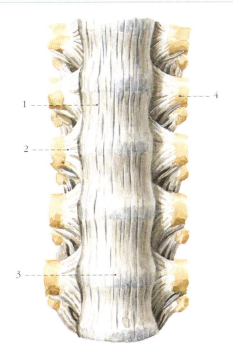

243. 胸椎的连结（前面观）
Joints of the thoracic vertebrae (anterior view)

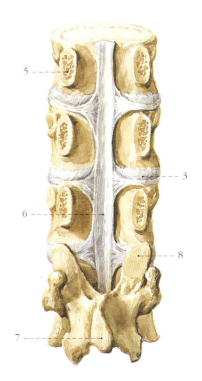

244. 胸椎的连结（示后纵韧带）
Joints of the thoracic vertebrae
(showing posterior longitudinal
ligament)

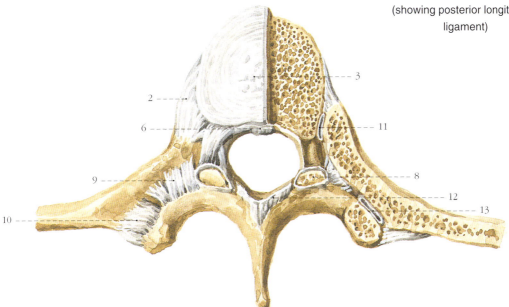

245. 胸椎和肋的连结
Joints of the thoracic vertebra and ribs

1.前纵韧带 Ant. longitudinal lig.
2.肋头辐状韧带 Radiate lig. of costal head
3.椎间盘 Intervertebral disc
4.肋 Rib
5.椎弓根 Pedicle of vertebral arch
6.后纵韧带 Post. longitudinal lig.
7.棘突 Spinous proc.
8.上关节突 Sup. articular proc.
9.肋横突韧带 Costotransverse lig.
10.肋横突外侧韧带 Lat. costotransverse lig.
11.肋头关节 Joint of costal head
12.黄韧带 Ligamenta flava
13.肋横突关节 Costotransverse joint

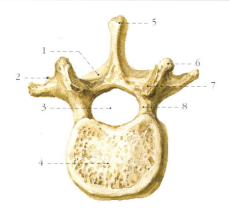

246. 第 4 腰椎（上面观）
4th lumbar vertebra (superior view)

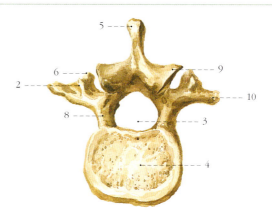

247. 第 4 腰椎（下面观）
4th lumbar vertebra (inferior view)

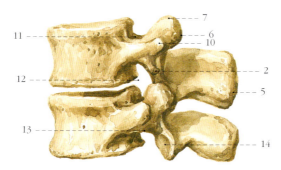

248. 第 3、4 腰椎（外面观）
3th，4th lumbar vertebrae (lateral view)

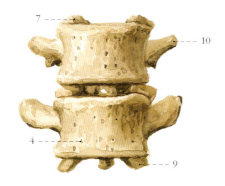

249. 第 3、4 腰椎（前面观）
3th, 4th lumbar vertebrae (anterior view)

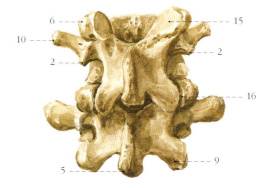

250. 第 3、4 腰椎（后面观）
3th, 4th lumbar vertebrae (posterior view)

1.椎弓板 Lamina of vertebral arch
2.副突 Accessory proc.
3.椎孔 Vertebral foramen
4.椎体 Vertebral body
5.棘突 Spinous proc.
6.乳突 Mamillary proc.

7.上关节突 Sup. articular proc.
8.椎弓根 Pedicle of vertebral arch
9.下关节突 Inf. articular proc.
10.横突 Transv. proc.
11.椎上切迹 Sup. vertebral notch
12.椎间孔 Intervertebral foramen

13.椎下切迹 Inf. vertebral notch
14.下关节面 Inf. articular facet
15.上关节面 Sup. articular facet
16.关节突关节 Zygapophysial joint

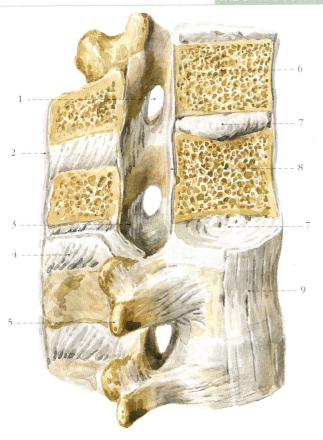

251. 腰椎的连结
Joints of the lumbar vertebrae

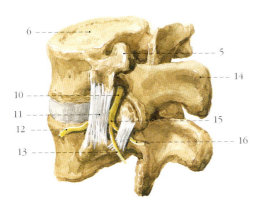

252. 骨纤维孔、管和脊神经后支
Osteofibrous foramen, canal and posterior
branch of spinal nerve

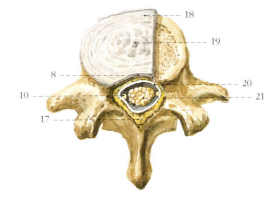

253. 腰椎间盘、脊神经和马尾
Lumbar intervertebral disc, spinal nerve and
cauda equina

1.椎间孔 Intervertebral foramen
2.棘上韧带 Supraspinous lig.
3.黄韧带 Ligmentum flavum
4.棘间韧带 Interspinous lig.
5.横突 Transv. proc.
6.椎体 Vertebral body

7.椎间盘 Intervertebral disc
8.后纵韧带 Post. longitudinal lig.
9.前纵韧带 Ant. longitudinal lig.
10.脊神经 Spinal n.
11.横突间韧带 Intertransverse lig.
12.脊神经前支 Ant. br. of spinal n.

13.外侧支 Lat. br.
14.棘突 Spinous proc.
15.脊神经后支 Post. br. of
spinal n.
16.内侧支 Med. br.
17.硬膜外隙 Epidural

space
18.纤维环 Annulus fibrosus
19.髓核 Nucleus pulposus
20.硬脊膜 Spinal dura mater
21.马尾 Cauda equina

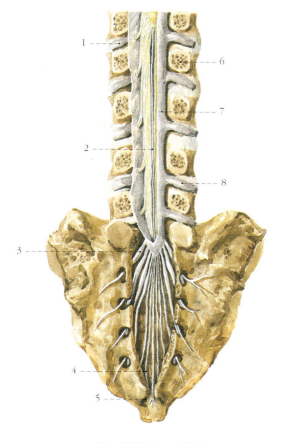

254. 骶管和骶、尾神经
Sacral canal and sacral, coccygeal nerves

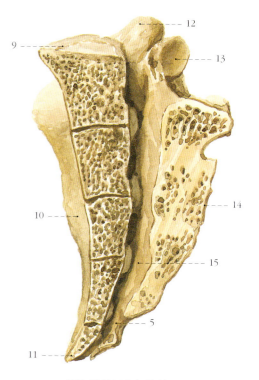

255. 骶骨正中矢状断面
Median sagittal section of sacrum

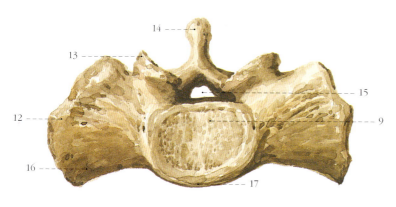

256. 骶骨（上面观）
Sacrum (superior view)

1.第 1 腰椎 1st lumbar vertebra
2.终丝 Filum terminale
3.第 1 骶神经 1st sacral n.
4.尾神经 Coccygeal n.
5.骶管裂孔 Sacral hiatus
6.椎弓根 Pedicle of vertebral arch

7.硬脊膜 Spinal dura mater
8.脊神经节 Spinal ganglion
9.骶骨底 Base of sacrum
10.盆面 Pelvic surface
11.骶骨尖 Apex of sacrum
12.侧部 Lat. part

13.上关节突 Sup. articular proc.
14.骶正中嵴 Median sacral crest
15.骶管 Sacral canal
16.骶翼 Ala of sacrum
17.岬 Promontory

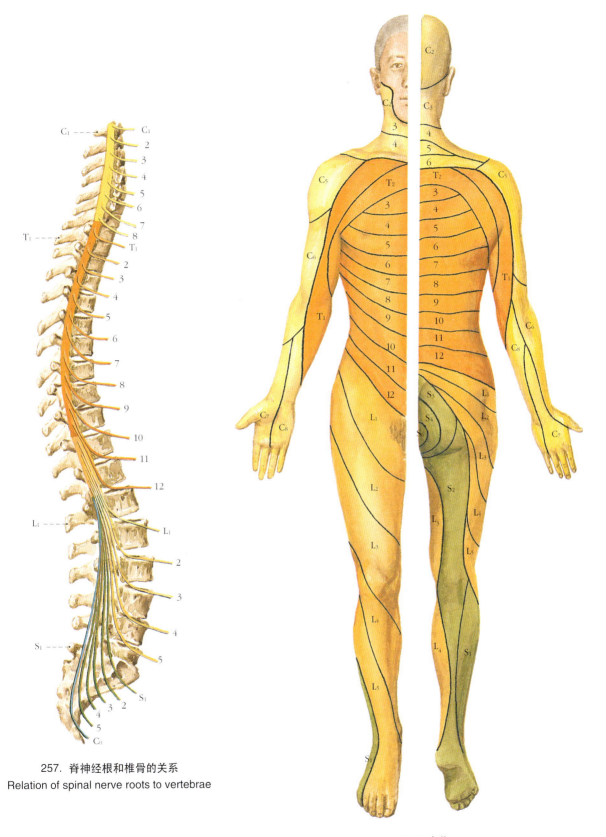

257. 脊神经根和椎骨的关系
Relation of spinal nerve roots to vertebrae

258. 皮节
Dermatomes

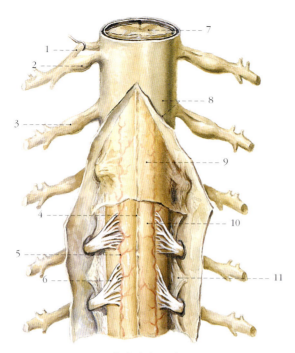

259. 脊膜（后面观）
Meninges (posterior view)

1.前根 Ant. root
2.后根 Post. root
3.脊神经节 Spinal ganglion
4.后正中沟 Post. median sulcus
5.后外侧沟 Post. lat. sulcus
6.后根纤维 Post. root fibers
7.脊髓 Spinal cord
8.硬脊膜 Spinal dura mater
9.蛛网膜 Arachnoid mater
10.软脊膜 Spinal pia mater
11.齿状韧带 Denticulate lig.
12.主动脉弓 Aortic arch
13.食管 Esophagus
14.硬膜外隙 Epidural space
15.蛛网膜下隙 Subarachnoid space
16.上腔静脉 Sup. vena cava
17.气管 Trachea
18.肺 Lung
19.交感神经节 Sympathetic ganglion
20.白交通支 White communicating br.
21.灰交通支 Gray communicating br.
22.后支 Post. br.
23.前支 Ant. br.

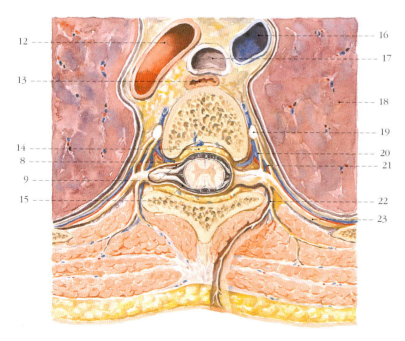

260. 脊髓和脊神经（经第 4 胸椎横断面）
Spinal cord and spinal nerves (transverse section of 4th thoracic vertebra)

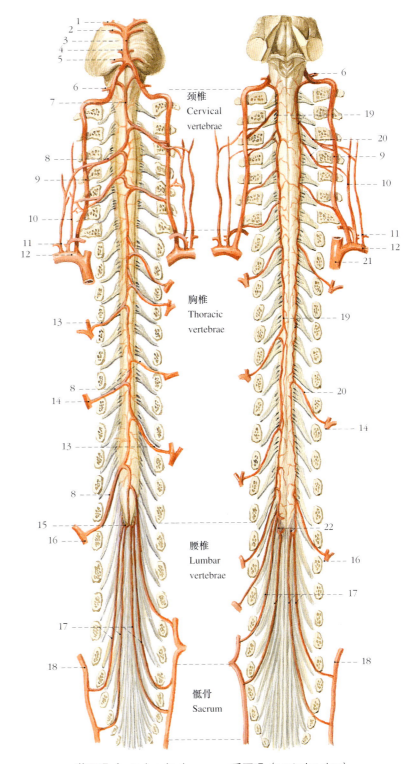

颈椎
Cervical
vertebrae

胸椎
Thoracic
vertebrae

腰椎
Lumbar
vertebrae

骶骨
Sacrum

前面观（anterior view）　　后面观（posterior view）

1.大脑后动脉　Post. cerebral a.
2.小脑上动脉　Sup. cerebellar a.
3.基底动脉　Basliar a.
4.迷路动脉　Labyrinthine a.
5.小脑下前动脉　Ant. inf. cerebellar a.
6.小脑下后动脉　Post. inf. cerebellar a.
7.脊髓前动脉　Ant. spinal a.
8.前根动脉　Ant. radicular aa.
9.椎动脉　Vertebral a.
10.颈升动脉　Ascending cervical a.
11.颈深动脉　Deep cervical a.
12.锁骨下动脉　Subclavian a.
13.大前根动脉　Major ant. radicular a.
14.肋间后动脉　Post. intercostal a.
15.吻合袢（与脊髓后动脉）　Anastomotic loops to post. spinal a.
16.腰动脉　Lumbar a.
17.马尾动脉　Cauda equina aa.
18.骶外侧动脉　Lat. sacral a.
19.脊髓后动脉　Post. spinal aa.
20.后根动脉　Post. radicular a.
21.头臂干　Brachiocephalic trunk
22.吻合袢（与脊髓前动脉）　Anastomotic loops to ant. spinal a.

261. 脊髓的动脉
Arteries of the spinal cord

1.白质 White matter
2.灰质 Gray matter
3.后根 Post. root
4.前根 Ant. root
5.脊髓前动、静脉 Ant. spinal a., v.
6.蛛网膜 Arachnoid mater
7.椎内静脉丛 Int. vertebral venous plexus
8.右脊髓后动、静脉 Right post. spinal a., v.
9.脊髓后静脉 Post. spinal v.
10.左脊髓后动、静脉 Left post. spinal a., v.
11.后根动、静脉 Post. radicular a. v.
12.前根动、静脉 Ant. radicular a. v.
13.脊神经节 Spinal ganglion
14.硬脊膜 Spinal dura mater
15.椎体静脉 Basivertebral v.
16.脊髓前静脉 Ant. spinal v.
17.前根静脉 Ant. radicular v.
18.后根静脉 Post. radicular v.
19.椎内后静脉丛 Post. int. vertebral venous plexus
20.椎外前静脉丛 Ant. ext. vertebral venous plexus
21.椎内前静脉丛 Ant. int. vertebral venous plexus
22.椎间静脉 Intervertebral v.
23.根静脉 Radicular v.
24.椎外后静脉丛 Post. ext. vertebral venous plexus

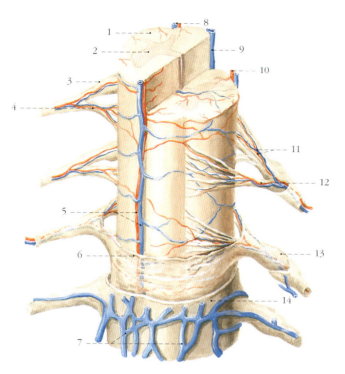

262. 脊髓的血管
Blood vessels of the spinal cord

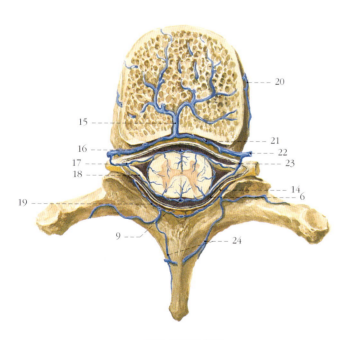

263. 脊髓的静脉
Veins of the spinal cord

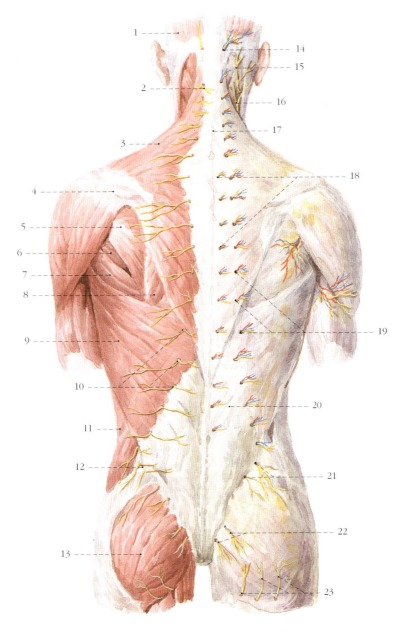

264. 背部肌肉、血管和神经（1）

Muscles, blood vessels and nerves of the back (1)

1.枕额肌枕腹 Occipital belly of occipito-
  frontalis m.
2.第 3 枕神经 3rd occipital n.
3.斜方肌 Trapezius m.
4.肩胛冈 Scapular spine
5.冈下肌 Infraspinatus m.
6.小圆肌 Teres minor m.
7.大圆肌 Teres major m.
8.菱形肌 Rhomboid m.
9.背阔肌 Latissimus dorsi m.
10.胸神经后支 Post. brr. of thoracic n.

11.腹外斜肌 Obliquus externus abdominis m.
12.髂嵴 Iliac crest
13.臀大肌 Gluteus maximus m.
14.枕大神经和枕动、静脉 Greater occipital
  n., occipital a., v.
15.枕小神经 Lesser occipital n.
16.耳大神经 Great auricular n.
17.项筋膜 Nuchal fascia
18.胸神经后支的内侧支，肋间后动、静脉背
  侧支的内侧皮支 Med. brr. of post. brr. of
  thoracic nn., med. cutaneous brr. of dors. brr.

of post. intercostal aa., vv.
19.胸神经后支的外侧支，肋间后动、静脉
  背侧支的外侧皮支 Lat. brr. of post. brr.
  of thoracic nn., Lat. cutaneous brr. of dors.
  brr. of post. intercostal aa., vv.
20.胸腰筋膜 Thoracolumbar fascia
21.臀上皮神经 Sup. cluneal nn.
22.臀中皮神经 Middle cluneal nn.
23.臀下皮神经 Inf. cluneal nn.

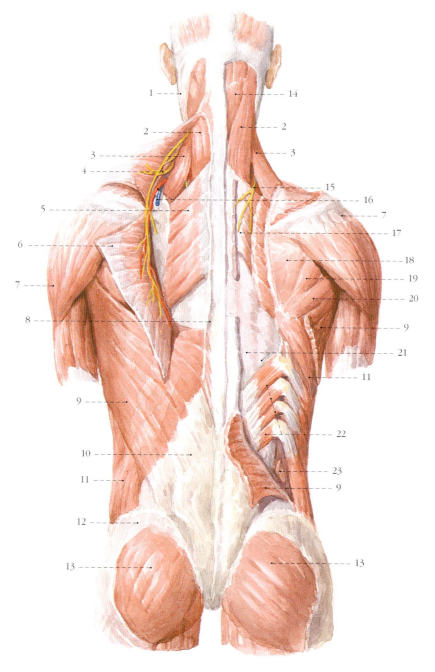

265. 背部肌肉、血管和神经（2）
Muscles, blood vessels and nerves of the back (2)

1.胸锁乳突肌 Sternocleidomastoid m.
2.头夹肌 Splenius capitis m.
3.肩胛提肌 Elevator scapulae m.
4.副神经 Accessory n.
5.菱形肌 Rhomboideus m.
6.斜方肌 Trapezius m.
7.三角肌 Deltoid m.
8.竖脊肌鞘 Sheath of erector spinae m.

9.背阔肌 Latissimus dorsi m.
10.胸腰筋膜 Thoracolumbar fascia
11.腹外斜肌 Obliquus externus abdominis m.
12.臀筋膜 Gluteal fascia
13.臀大肌 Gluteus maximus m.
14.头半棘肌 Semispinalis capitis m.
15.肩胛背神经 Dors. scapular n.
16.颈浅动、静脉 Superf. cervical a., v.

17.上后锯肌 Serratus post. sup. m.
18.冈下肌 Infraspinatus m.
19.小圆肌 Teres minor m.
20.大圆肌 Teres major m.
21.竖脊肌 Erector spinae m.
22.下后锯肌 Serratus post. inf. m.
23.腹内斜肌 Obliquus internus abdominis m.

1.头后小直肌 Rectus capitis post. minor m.

2.头后大直肌 Rectus capitis post. major m.

3.寰椎后结节 Post. tubercle of atlas

4.枢椎棘突 Spinous process of axis

5.头半棘肌 Semispinalis capitis m.

6.第7颈椎棘突 Spinous process of the seventh cervical vertebra

7.第1肋 First rib

8.肋间外肌 Intercostales externi m.

9.胸半棘肌 Semispinalis thoracis m.

10.第12胸椎棘突 Spinous process of the twelfth thoracic vertebra

11.第12肋 Twelfth rib

12.腹横肌 Transversus abdominis m.

13.多裂肌 Multifidi m.

14.头上斜肌 Sup. obliquus capitis m.

15.枕下三角 Suboccipital triangle

16.头下斜肌 Inf. obliquus capitis m.

17.头最长肌 Longissimus capitis m.

18.颈棘肌 Spinalis cervicis m.

19.颈最长肌 Longissimus cervicis m.

20.颈髂肋肌 Iliocostalis cervicis m.

21.胸棘肌 Spinalis thoracis m.

22.胸髂肋肌 Iliocostalis thoracis m.

23.胸最长肌 Longissimus thoracis m.

24.腹横肌腱膜 Aponeurosis of transversus abdominis m.

25.腹内斜肌 Obliquus internus abdominis m.

26.腹外斜肌 Obliquus externus abdominis m.

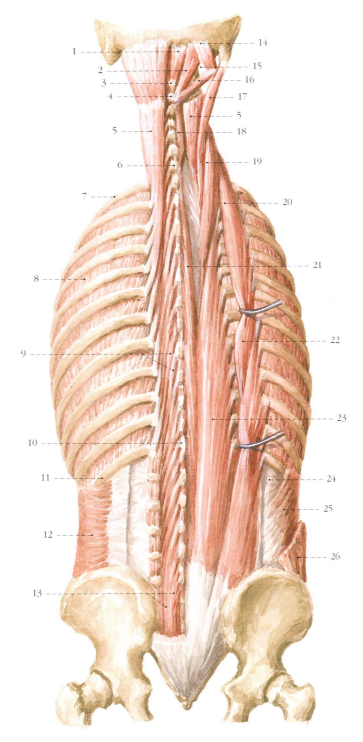

266. 背部肌肉

Muscles of the back

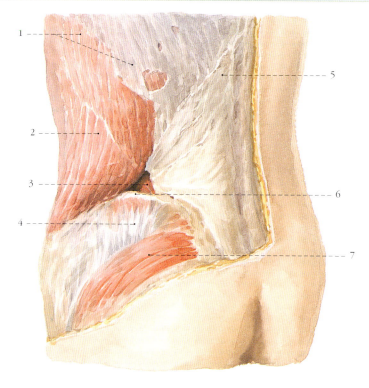

267. 腰下三角
Inferior lumbar triangle

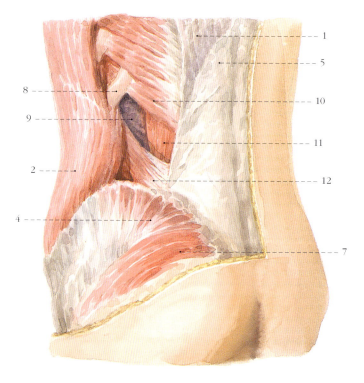

268. 腰上三角
Superior lumbar triangle

1.背阔肌、筋膜 Latissimus dorsi m., fascia
2.腹外斜肌 Obliquus externus abdominis m.
3.腰下三角和腹内斜肌 Inf. lumbar triangle and obliquus internus abdominis m.
4.臀中肌 Gluteus medius m.
5.胸腰筋膜 Thoracolumbar fascia
6.髂嵴 Iliac crest
7.臀大肌 Gluteus maximus m.
8.第十二肋 12th rib
9.腰上三角及腹横肌腱膜 Sup. lumbar triangle & aponeurosis of transversus abdominis m.
10.下后锯肌 Serratus post. inf. m.
11.竖脊肌 Erector spinae m.
12.腹内斜肌 Obliquus internus abdominis m.

THE UPPER LIMBS

上　肢

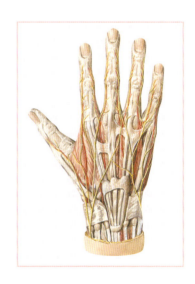

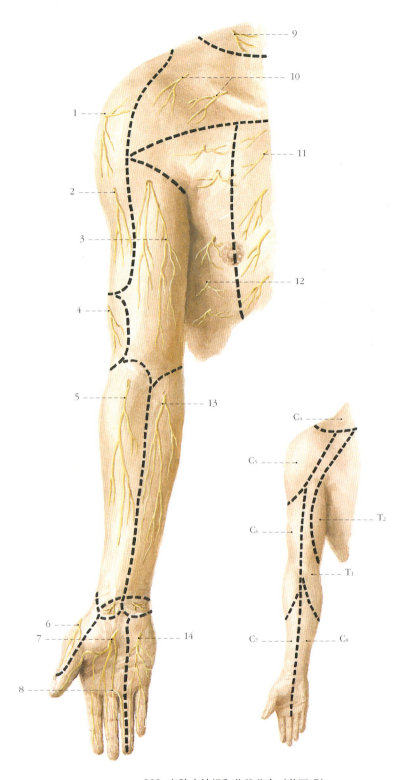

1.臂外侧上皮神经 Sup. lat. brachial cutaneous n.
2.臂外侧下皮神经 Inf. lat. brachial cutaneous n.
3.臂内侧皮神经 Med. brachial cutaneous n.
4.前臂后皮神经 Post. antebrachial cutaneous n.
5.前臂外侧皮神经 Lat. antebrachial cutaneous n.
6.桡神经浅支 Superf. br. of radial n.
7.正中神经掌支 Palmar br. of median n.
8.指掌侧总神经 Common palmar digital nn.
9.颈横神经 Transv. cervical n.
10.锁骨上神经 Supraclavicular nn.
11.胸神经前支前皮支 Ant. cutaneous br. of ant. ramus of thoracic n.
12.胸神经前支外侧皮支 Lat. cutaneous br. of ant. ramus of thoracic n.
13.前臂内侧皮神经 Med. antebrachial cutaneous n.
14.尺神经掌支 Palmar br. of ulnar n.

269. 上肢皮神经和节段分布（前面观）
Cutaneous nerves of the upper limb and its segmental distributions (anterior view)

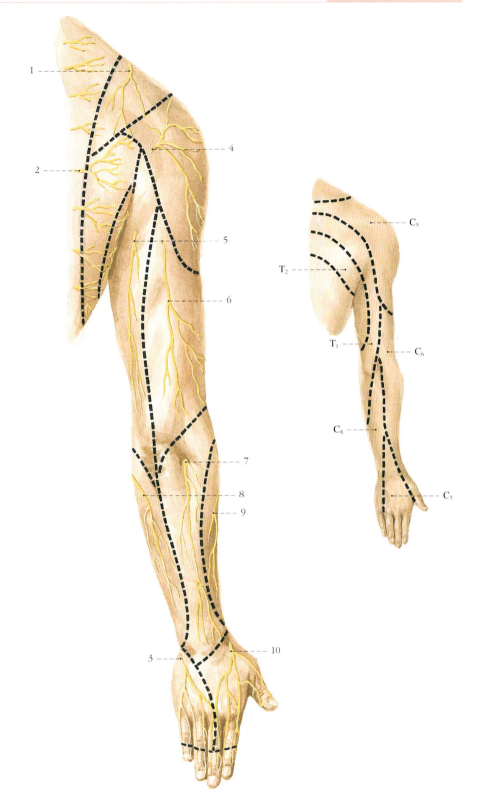

1. 锁骨上神经 Supraclavicular n.
2. 胸神经后支外侧皮支 Lat. cutaneous br. of post. ramus of thoracic n.
3. 尺神经手背支 Dors. br. of ulnar n.
4. 臂外侧上皮神经 Sup. lat. brachial cutaneous n.
5. 臂内侧皮神经 Med. brachial cutaneous n.
6. 臂后皮神经 Post. brachial cutaneous n.
7. 前臂后皮神经 Post. antebrachial cutaneous n.
8. 前臂内侧皮神经 Med. antebrachial cutaneous n.
9. 前臂外侧皮神经 Lat. antebrachial cutaneous n.
10. 桡神经浅支 Superf. br. of radial n.

270. 上肢皮神经和节段分布（后面观）
Cutaneous nerves of the upper limb and its segmental distributions (posterior view)

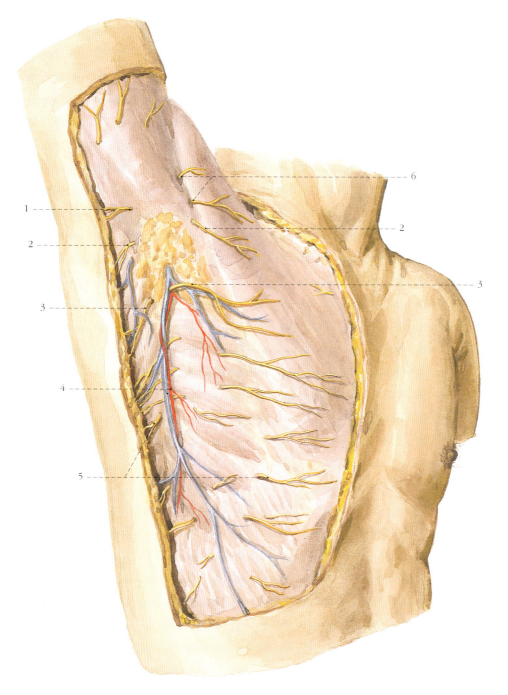

271. 腋窝和侧胸壁的血管和神经
Blood vessels and nerves of the axillary fossa and lateral thoracic wall

1.肋间臂神经 Intercostobrachial n.
2.第3肋间神经外侧皮支 Lat. cutaneous br. of 3rd intercostal n.
3.第4肋间神经外侧皮支 Lat. cutaneous br. of 4th intercostal n.

4.胸腹壁静脉、胸背动脉 Thoracoepigastric v., thoracodorsal a.
5.第8肋间神经外侧皮支 Lat. cutaneous br. of 8th intercostal n.
6.肋间臂神经 Intercostobrachial nn.

272. 腋窝和侧胸壁的肌肉、血管和神经
Muscles, blood vessels and nerves of the axillary fossa and lateral thoracic wall

1.肱静脉　Brachial v.

2.臂内侧皮神经　Med. brachial cutaneous n.

3.肩胛下动脉　Subscapular a.

4.胸长神经　Long thoracic n.

5.胸腹壁静脉、胸背动脉分支

　Thoracoepigastric v., br. of thoracodorsal a.

6.第6肋间神经外侧皮支　Lat. cutaneous br. of
　6th intercostal n.

7.前锯肌　Serratus ant. m.

8.背阔肌　Latissimus dorsi m.

9.肱二头肌　Biceps brachii m.

10.正中神经　Median n.

11.肌皮神经　Musculocutaneous n.

12.胸外侧动、静脉　Lat. thoracic a., v.

13.胸大肌　Pectoralis major m.

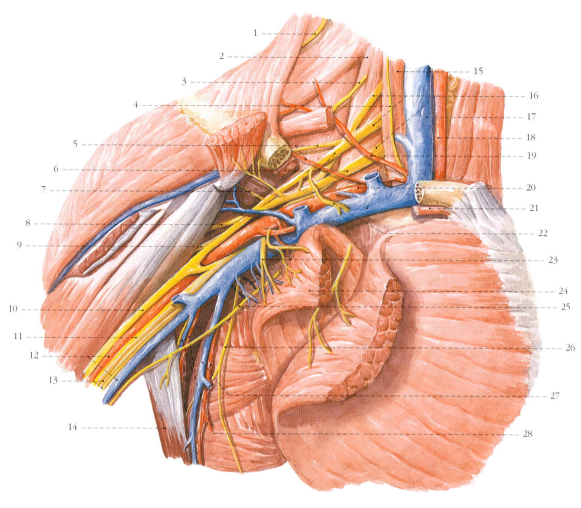

273. 腋窝血管和神经（1）

Blood vessels and nerves in the axillary fossa (1)

1.副神经 Accessory n.

2.中斜角肌 Scalenus medius m.

3.肩胛背神经 Dors. scapular n.

4.膈神经 Phrenic n.

5.肩胛上动脉、神经 Suprascapular a., n

6.臂丛干 Trunks of brachial plexus

7.肩胛下神经 Subscapular n.

8.腋神经 Axillary n.

9.肌皮神经 Musculocutaneous n.

10.正中神经 Median n.

11.尺神经 Ulnar n.

12.肱动、静脉 Brachial a., v.

13.前臂、臂内侧皮神经 Med. antebrachial, brachial cutaneous nn.

14.背阔肌 Latissimus dorsi m.

15.前斜角肌 Scalenus ant. m.

16.臂丛根 Roots of brachial plexus

17.颈内静脉 Int. jugular v.

18.颈总动脉 Common carotid a.

19.颈横动脉 Transv. cervical a.

20.锁骨下动、静脉 Subclavian a., v.

21.锁骨下肌 Subclavius m.

22.胸外侧神经 Lat. pectoral n.

23.胸内侧神经 Med. pectoral n.

24.胸小肌 Pectoralis minor m.

25.肋间臂神经 Intercostobrachial n.

26.胸长神经 Long thoracic n.

27.胸外侧动、静脉 Lat. thoracic a., v.

28.胸背动、静脉，神经 Thoracodorsal a., v., n.

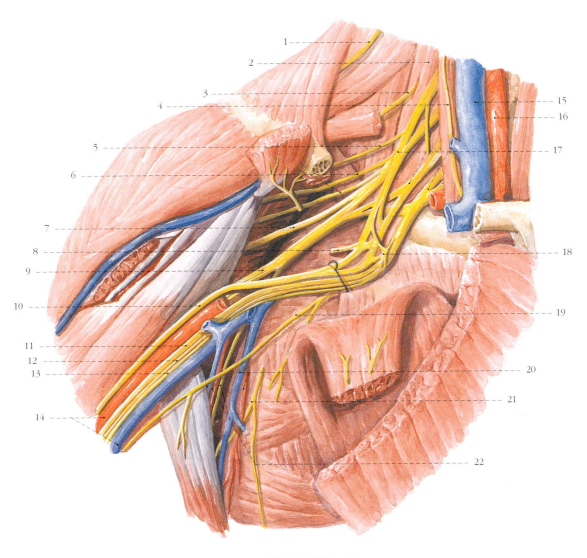

274. 腋窝血管和神经（2）
Blood vessels and nerves of the axillary fossa (2)

1.副神经　Accessory n.
2.中斜角肌　Scalenus medius m.
3.肩胛背神经　Dors. scapular n.
4.膈神经　Phrenic n.
5.肩胛上神经　Suprascapular n.
6.肩胛下神经　Subscapular n.
7.腋神经　Axillary n.
8.肌皮神经　Musculocutaneous n.

9.桡神经　Radial n.
10.正中神经　Median n.
11.尺神经　Ulnar n.
12.前臂内侧皮神经　Med. antebrachial cutaneous n.
13.臂内侧皮神经　Med. brachial cutaneous n.
14.肱动、静脉　Brachial a., v.
15.颈内静脉　Int. jugular v.

16.颈总动脉　Common carotid a.
17.臂丛干　Trunks of brachial plexus
18.胸内侧神经　Med. pectoral n.
19.肋间臂神经　Intercostobrachial n.
20.胸外侧动、静脉　Lat. thoracic a., v.
21.胸长神经　Long thoracic n.
22.胸背动、静脉，神经　Thoracodorsal a., v., n.

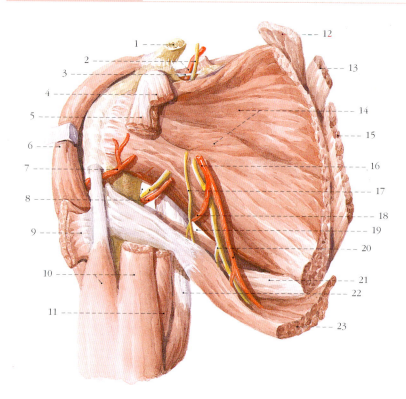

275. 三角肌区和肩胛区（前面观）
Deltoid and scapular region (anterior view)

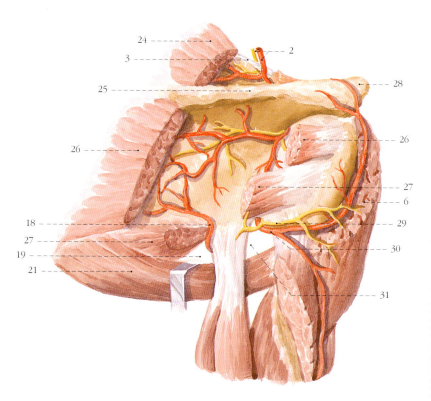

276. 三角肌区和肩胛区（后面观）
Deltoid and scapular region (posterior view)

1.锁骨 Clavicle
2.肩胛上动脉、神经 Suprascapular a., n.
3.肩胛上横韧带 Sup. transv. scapular lig.
4.胸小肌 Pectoralis minor m.
5.肱二头肌短头 Short head of biceps brachii m.
6.三角肌 Deltoid m.
7.旋肱前动脉 Ant. humeral circumflex a.
8.腋神经、旋肱后动脉、四边孔 Axillary n., post. humeral circumflex a., quadrangular space
9.胸大肌 Pectoralis major m.
10.肱二头肌长、短头 Long, short heads of biceps brachii m.
11.喙肱肌 Coracobrachialis m.
12.肩胛提肌 Levator scapulae m.
13.小菱形肌 Rhomboideus minor m.
14.肩胛下肌 Subscapularis m.
15.大菱形肌 Rhomboideus major m.
16.肩胛下动脉 Subscapular a.
17.肩胛下神经（支配大圆肌） Subscapular n. (to teres major m.)
18.旋肩胛动脉 Circumflex scapular a.
19.三边孔 Triangular space
20.胸背动脉、神经 Thoracodorsal a., n.
21.大圆肌 Teres major m.
22.肱三头肌长头 Long head of triceps brachii m.
23.背阔肌 Latissimus dorsi m.
24.冈上肌 Supraspinatus m.
25.肩胛冈 Spine of scapula
26.冈下肌 Infrraspinatus m.
27.小圆肌 Teres minor m.
28.肩峰 Acromion
29.腋神经 Axillary n.
30.旋肱后动脉 Post. humeral circumflex a.
31.四边孔 Quadrangular space

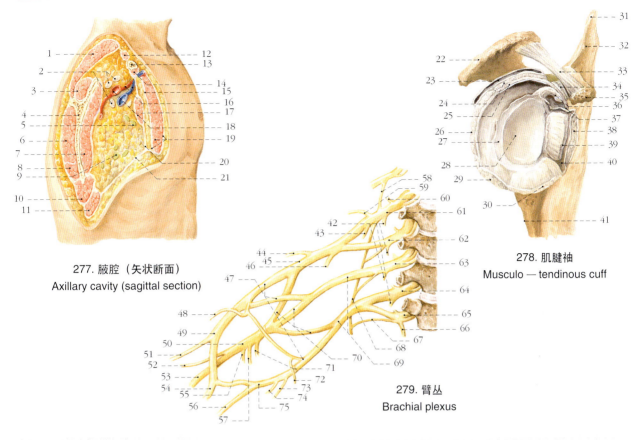

277. 腋腔（矢状断面）
Axillary cavity (sagittal section)

278. 肌腱袖
Musculo — tendinous cuff

279. 臂丛
Brachial plexus

1.斜方肌 Trapezius m.

2.臂丛外侧束、后束、内侧束 Lat. post. med. cords of brachial plexus

3.冈上肌 Supraspinatus m.

4.肩胛骨 Scapula

5.胸肌淋巴结 Pectoral lymph nodes

6.冈下肌 Infraspinatus m.

7.肩胛下肌 Subscapularis m.

8.小圆肌 Teres minor m.

9.中央淋巴结 Central lymph nodes

10.大圆肌 Teres major m.

11.背阔肌 Latissimus dorsi m.

12.肩胛舌骨肌 Omohyoid m.

13.锁骨 Clavicle

14.锁骨下肌 Subclavius m.

15.锁胸筋膜 Clavipectoral fascia

16.胸肩峰动脉、头静脉 Thoracoacromial a., cephalic v.

17.腋动、静脉 Axillary a., v.

18.胸小肌 Pectoralis minor m.

19.胸大肌及筋膜 Pectoralis major m. and fascia

20.腋悬韧带 Suspensory lig. of axilla

21.腋筋膜 Axillary fascia

22.肩峰 Acromion

23.肩峰下囊 Subacromial bursa

24.冈上肌腱 Tendon of supraspinatus m.

25.盂肱韧带 Sup. glenohumeral lig.

26.冈下肌腱 Tendon of infraspinatus m.

27.滑膜 Synovial membrane

28.关节盂 Glenoid cavity

29.小圆肌腱 Tendon of teres minor m.

30.盂肱下韧带 Inf. glenohumeral lig.

31.上角 Sup. angle

32.上缘 Sup. border

33.喙肩韧带 Coracoacromial lig.

34.喙肱韧带 Coracohumeral lig.

35.喙突 Coracoid process

36.肱二头肌长头腱 Tendon of long head of biceps brachii m.

37.盂肱上韧带 Sup. glenohumeral lig.

38.肩胛下肌腱 Tendon of subscapularis m.

39.盂肱中韧带 Middle glenohumeral lig.

40.肩胛下肌腱下囊 Subtendinous bursa of subscapularis m.

41.外侧缘 Lat. border

42.至颈长肌和斜角肌 (C5, 6, 7, 8) To longus colli and scalene m. (C5, 6, 7, 8)

43.至膈神经 To phrenic n.

44.肩胛上神经 (C5, 6) Suprascapular n. (C5, 6)

45.上干 Sup. trunk

46.至锁骨下肌 (C5, 6) To subclavius m. (C5, 6)

47.前股 Ant. division

48.胸外侧神经 (C5, 6, 7) Lat. pectoral n. (C5, 6, 7)

49.外侧束 Lat. cord

50.后束 Post. cord

51.肌皮神经 (C5, 6, 7) Musculocutaneous n. (C5, 6, 7)

52.腋神经 (C5, 6) Axillary n. (C5, 6)

53.桡神经 (C5, 6, 7, 8, T1) Radial n. (C5, 6, 7, 8, T1)

54.正中神经 (C5, 6, 7, 8, T1) Median n. (C5, 6, 7, 8, T1)

55.肩胛下神经 (C5, 6) Subscapular n. (C5, 6)

56.尺神经 (C7, 8, T1) Ulnar n. (C7, 8, T1)

57.胸背神经 (C 6, 7, 8) Thoracodorsal n. (C 6, 7, 8)

58.来自 C4 Contribution from C4

59.肩胛背神经 (C5) Dors. scapular n. (C5)

60.背侧支 Dors. ramus

61.C5腹侧支 C5 Ventral ramus

62.C6腹侧支 C6 Ventral ramus

63.C7腹侧支 C7 Ventral ramus

64.C8腹侧支 C8 Ventral ramus

65.T1 腹侧支 T1 Ventral ramus

66.来自T2 Contribution from T2

67.第1 肋间神经 1st intercostal n.

68.胸长神经 (C5, 6, 7) Long thoracic n. (C5, 6, 7)

69.中、下干 Middle, inf. trunks

70.后股 Post. division

71.肩胛下神经 (C5, 6) Subscapular n. (C5, 6)

72.胸内侧神经 (C8, T1) Med. thoracic n. (C8, T1)

73.臂内侧皮神经 (T1) Med. cutaneous n. of arm (T1)

74.前臂内侧皮神经 (C8, T1) Med. cutaneous n. of forearm (C8, T1)

75.内侧束 Med. cord

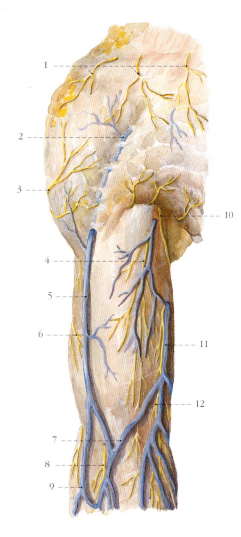

1.锁骨上神经 Supraclavicular nn.
2.三角肌胸大肌间沟 Groove between pectoralis major m. and deltoid m.
3.臂外侧上皮神经 Sup. lat. brachial cutaneous n.
4.臂内侧皮神经 Med. brachial cutaneous n.
5.头静脉 Cephalic v.
6.臂外侧下皮神经 Inf. lat. brachial cutaneous n.
7.肘正中静脉 Median cubital v.
8.前臂外侧皮神经 Lat. antebrachial cutaneous n.
9.副头静脉 Accessory cephalic v.
10.肋间臂神经 Intercostobrachial n.
11.贵要静脉 Basilic v.
12.前臂内侧皮神经 Med. antebrachial cutaneous n.
13.臂后皮神经 Post. brachial cutaneous n.
14.臂内侧皮神经 Med. brachial cutaneous n.
15.臂外侧下皮神经 Inf. lat. brachial cutaneous n.
16.前臂后皮神经 Post. antebrachial cutaneous n.

280. 臂部浅层的静脉和神经（前面观）
Veins and nerves of the superficial layer of the arm (anterior view)

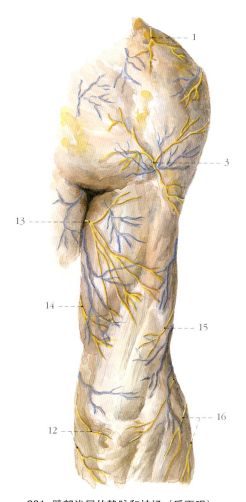

281. 臂部浅层的静脉和神经（后面观）
Veins and nerves of the superficial layer of the arm (posterior view)

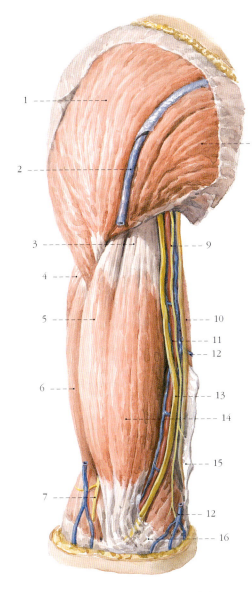

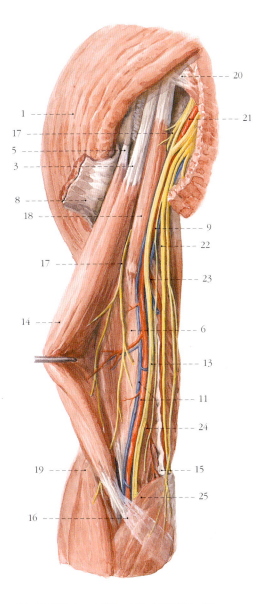

282. 臂部肌肉、血管和神经（前面观）（1）
Muscles, blood vessels and nerves of the arm
(anterior view) (1)

283. 臂部肌肉、血管和神经（前面观）（2）
Muscles, blood vessels and nerves of the arm
(anterior view) (2)

1.三角肌　Deltoid m.

2.头静脉　Cephalic v.

3.肱二头肌短头　Short head of biceps brachii m.

4.肱三头肌外侧头　Lat. head of triceps brachii m.

5.肱二头肌长头　Long head of biceps brachii m.

6.肱肌　brachialis m.

7.前臂外侧皮神经　Lat. antebrachial cutaneous n.

8.胸大肌　Pectoralis major m.

9.前臂内侧皮神经　Med. antebrachial cutaneous n.

10.肱三头肌内侧头　Med. head of triceps brachii m.

11.肱动、静脉　Brachial a., v.

12.贵要静脉　Basilic v.

13.正中神经　Median n.

14.肱二头肌　Biceps brachii m.

15.臂内侧肌间隔　Med. brachial intermuscular septum

16.肱二头肌腱膜　Bicipital aponeurosis

17.肌皮神经　Musculocutaneous n.

18.喙肱肌　Coracobrachialis m.

19.肱桡肌　Brachioradialis m.

20.胸小肌　Pectoralis minor m.

21.腋动脉　Axillary a.

22.尺神经　Ulnar n.

23.尺侧上副动脉　Sup. ulnar collateral a.

24.尺侧下副动脉　Inf. ulnar collateral a.

25.旋前圆肌　Pronator teres m.

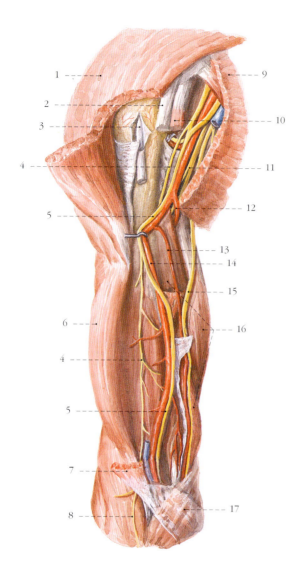

284. 臂部的肌肉、血管和神经（前面观）（3）
Muscles, blood vessels and nerves of the arm
(anterior view) (3)

285. 臂部的肌肉、血管和神经（后面观）（1）
Muscles, blood vessels and nerves of the arm
(posterior view) (1)

1.三角肌 Deltoid m.

2.肱二头肌短头 Short head of biceps brachii m.

3.肱二头肌长头 Long head of biceps brachii m.

4.肌皮神经 Musculocutaneous n.

5.正中神经 Median n.

6.肱肌 Brachialis m.

7.肱二头肌 Biceps brachii m.

8.前臂外侧皮神经 Lat. antebrachial cutaneous n.

9.胸大肌 Pectoralis major m.

10.喙肱肌 Coracobrachialis m.

11.桡神经 Radial n.

12.肱深动脉 Deep brachial a.

13.尺侧上副动脉 Sup. ulnar collateral a.

14.肱动脉 Brachial a.

15.尺神经 Ulnar n.

16.肱三头肌 Triceps brachii m.

17.肱二头肌腱膜 Bicipital aponeurosis

18.臂后皮神经 Post. brachial cutaneous n.

19.肱三头肌长头 Long head of triceps brachii m.

20.臂内侧皮神经 Med. brachial cutaneous n.

21.肱三头肌内侧头 Med. head of triceps brachii m.

22.鹰嘴 Olecranon

23.锁骨上外侧神经 Lat. supraclavicular n.

24.臂外侧上皮神经 Sup. lat. brachial cutaneous n.

25.肱三头肌外侧头 Lat. head of triceps brachii m.

26.前臂后皮神经 Post. antebrachial cutaneous n.

27.桡侧腕长伸肌 Extensor carpi radialis longus m.

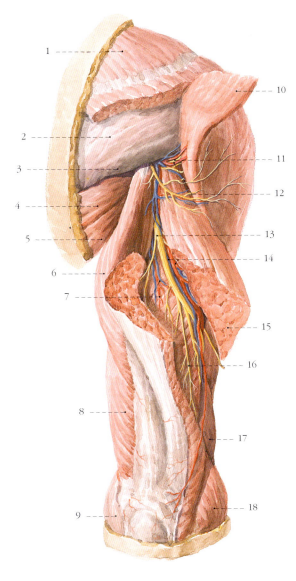

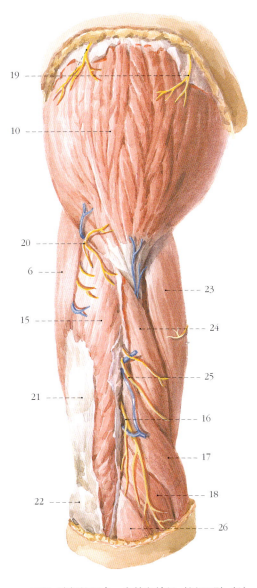

286. 臂部的肌肉、血管和神经（后面观）（2）
Muscles, blood vessels and nerves of the arm
(posterior view) (2)

287. 臂部的肌肉、血管和神经（侧面观）（1）
Muscles, blood vessels and nerves of the arm
(lateral view) (1)

1.斜方肌 Trapezius m.

2.冈下肌 Infraspinatus m.

3.小圆肌 Teres minor m.

4.大圆肌 Teres major m.

5.背阔肌 Latissimus dorsi m.

6.肱三头肌长头 Long head of triceps brachii m.

7.中副动、静脉 Median collateral a., v.

8.肱三头肌内侧头 Med. head of triceps brachii m.

9.尺侧腕屈肌 Flexor carpi ulnaris m.

10.三角肌 Deltoid m.

11.腋神经 Axillary n.

12.旋肱后动、静脉 Post. humeral circumflex a., v.

13.桡神经 Radial n.

14.肱深动、静脉 Deep humeral a., v.

15.肱三头肌外侧头 Lat. head of triceps brachii m.

16.前臂后皮神经 Post. antebrachial cutaneous n.

17.肱桡肌 Brachioradialis m.

18.桡侧腕长伸肌 Extensor carpi radialis longus m.

19.锁骨上外侧神经 Lat. supraclavicular n.

20.臂外侧上皮神经 Sup. lat. brachial cuta-

neous n.

21.肱三头肌腱 Tendon of triceps brachii m.

22.鹰嘴 Olecranon

23.肱二头肌 Biceps brachii m.

24.肱肌 Brachialis m.

25.臂外侧下皮神经 Inf. lat. brachial cutaneous n.

26.桡侧腕短伸肌 Extensor carpi radialis brevis m.

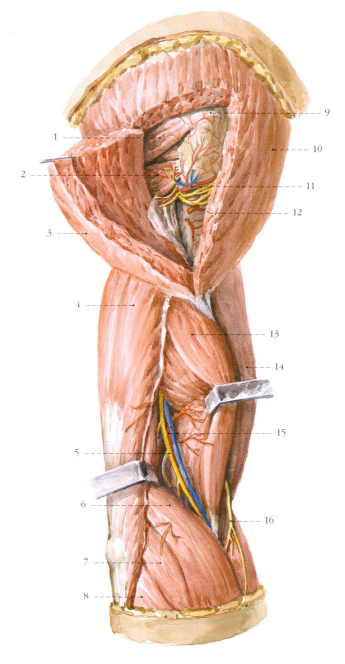

288. 臂部的肌肉、血管和神经（侧面观）（2）

Muscles, blood vessels and nerves of the arm (lateral view) (2)

1.冈下肌 Infraspinatus m.

2.小圆肌 Teres minor m.

3.三角肌 Deltoid m.

4.肱三头肌 Triceps brachii m.

5.桡神经 Radial n.

6.肱桡肌 Brachioradialis m.

7.桡侧腕长伸肌 Extensor carpi radialis longus m.

8.桡侧腕短伸肌 Extensor carpi radialis brevis m.

9.大结节 Greater tubercle

10.三角肌 Deltoid m.

11.旋肱后动、静脉 Post. humeral circumflex a., v.

12.腋神经 Axillary n.

13.肱肌 Brachialis m.

14.肱二头肌 Biceps brachii m.

15.桡侧副动、静脉 Radial collateral a., v.

16.前臂外侧皮神经 Lat. antebrachial cutaneous n.

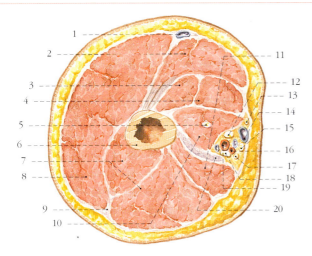

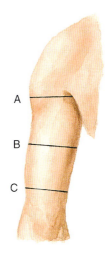

289. 通过右臂近侧 1/3 横断面（A）
Transverse section through the proximal third of the right arm (A)

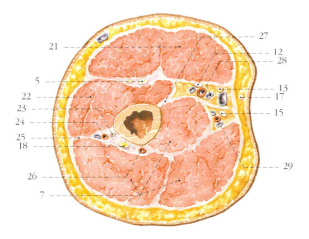

290. 通过右臂中 1/3 横断面（B）
Transverse section through the middle third of the right arm (B)

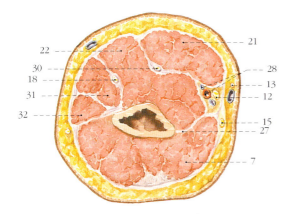

291. 通过右臂远侧 1/3 横断面（C）
Transverse section through the distal third of the right arm (C)

1.头静脉　Cephalic v.
2.胸大肌　Pectoralis major m.
3.肱二头肌长头　Long head of biceps brachii m.
4.肱二头肌短头　Short head of biceps brachii m.
5.肌皮神经　Musculocutaneous n.
6.肱骨　Humerus
7.肱三头肌　Triceps brachii m.
8.三角肌　Deltoid m.
9.臂筋膜　Brachial fascia
10.喙肱肌　Coracobrachialis m.
11.大圆肌　Teres major m.
12.正中神经　Median n.
13.前臂内侧皮神经　Med. antebrachial cutaneous n.
14.肱静脉　Brachial v.
15.尺神经　Ulnar n.
16.肱深动脉　Deep brachial a.
17.臂内侧皮神经　Med. brachial cutaneous n.
18.桡神经　Radial n.
19.肱动脉　Brachial a.
20.背阔肌腱　Tendon of latissimus dorsi m.
21.肱二头肌　Biceps brachii m.
22.肱肌　Brachialis m.
23.前臂后皮神经　Post. antebrachial cutaneous n.
24.桡侧副动脉　Radial collateral a.
25.外侧肌间隔　Lat. intermuscular septum
26.中副动脉　Middle collateral a.
27.内侧肌间隔　Med. intermuscular septum
28.肱动、静脉　Brachial a., v
29.尺侧上副动、静脉　Sup. ulnar collateral a., v.
30.前臂外侧皮神经　Lat. antebrachial cutaneous n.
31.肱桡肌　Brachioradialis m.
32.桡侧腕长伸肌　Extensor carpi radialis longus m.

163

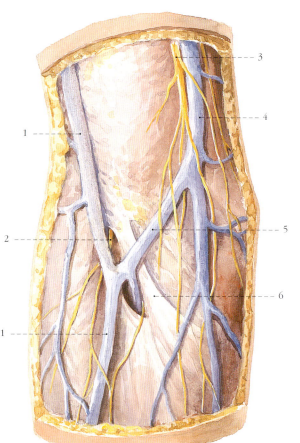

1.头静脉 Cephalic v.
2.前臂外侧皮神经 Lat. antebrachial cutaneous n.
3.前臂内侧皮神经 Med. antebrachial cutaneous n.
4.贵要静脉 Basilic v.
5.肘正中静脉 Median cubital v.
6.肱二头肌腱膜 Bicipital aponeurosis
7.肱肌 Brachialis m.
8.肱二头肌 Biceps brachii m.
9.肱桡肌 Brachioradialis m.
10.正中神经 Median n.
11.肱动、静脉 Brachial a., v.
12.臂内侧肌间隔 Med. brachial intermuscular sep-
    tum
13.旋前圆肌 Pronator teres m.
14.桡侧腕屈肌 Flexor carpi radialis m.

292. 肘窝（1）
Cubital fossa (1)

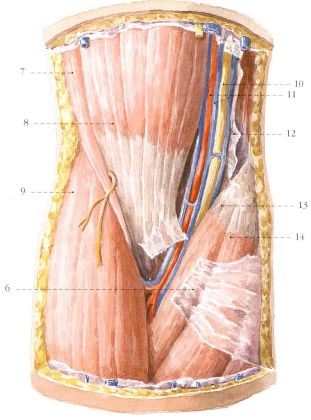

293. 肘窝（2）
Cubital fossa (2)

1.肱肌 Brachialis m.
2.肱桡肌 Brachioradialis m.
3.桡神经 Radial n.
4.桡神经深支 Deep br. of radial n.
5.桡侧返动脉 Recurrent radial a.
6.前臂外侧皮神经 Lat. antebrachial cutaneous n.
7.桡侧腕长伸肌 Extensor carpi radialis longus m.
8.肱二头肌 Biceps brachii m.
9.肱动、静脉 Brachial a., v.
10.正中神经 Median n.
11.旋前圆肌 Pronator teres m.
12.肱二头肌腱 Tendon of biceps brachii m.

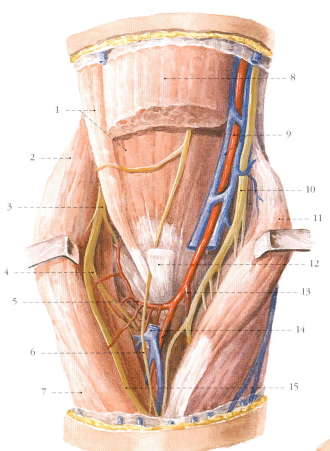

294. 肘窝 （3）
Cubital fossa (3)

13.尺动脉 Ulnar a.
14.桡动、静脉 Radial a., v.
15.桡神经浅支 Superf. br. of radial n.
16.肱二头肌腱膜 Bicipital aponeurosis
17.桡侧腕屈肌 Flexor carpi radialis m.
18.掌长肌 Palmaris longus m.
19.肱三头肌 Triceps brachii m.
20.尺神经 Ulnar n.
21.内上髁 Med. epicondyle
22.指深屈肌 Flexor digitorum profundus m.
23.尺侧腕屈肌 Flexor carpi ulnaris m.

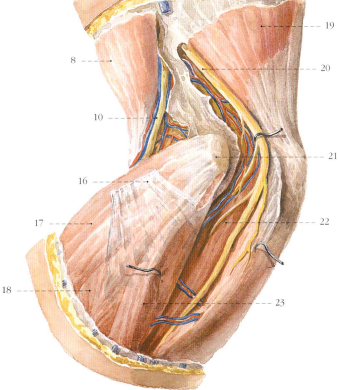

295. 肘的内侧面
Medial aspect of the elbow

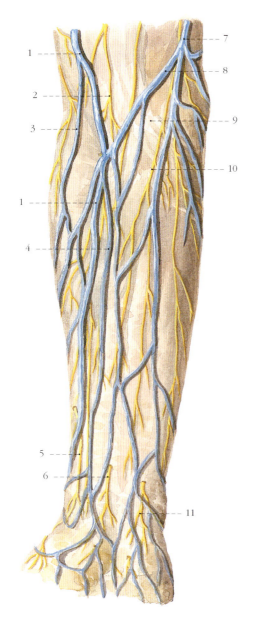

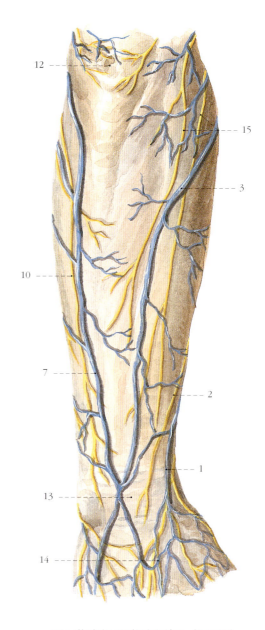

296. 前臂浅层的静脉和神经（前面观）
Veins and nerves of the superficial layer of the
forearm (anterior view)

297. 前臂浅层的静脉和神经（后面观）
Veins and nerves of the superficial layer of the forearm
(posterior view)

1.头静脉 Cephalic v.

2.前臂外侧皮神经 Lat. antebrachial
　cutaneous n.

3.副头静脉 Accessory cephalic v.

4.前臂正中静脉 Median antebra-
　chial v.

5.桡神经浅支 Superf. br. of radial n.

6.正中神经掌支 Palmar br. of median n.

7.贵要静脉 Basilic v.

8.肘正中静脉 Median cubital v.

9.肱二头肌腱膜 Bicipital aponeurosis

10.前臂内侧皮神经 Med. antebrachial
　cutaneous n.

11.尺神经掌支 Palmar br. of ulnar n.

12.鹰嘴 Olecranon

13.伸肌支持带 Extensor retinaculum

14.手背静脉网 Dors. venous network of
　hand

15.前臂后皮神经 Post. antebrachial cuta-
　neous nn.

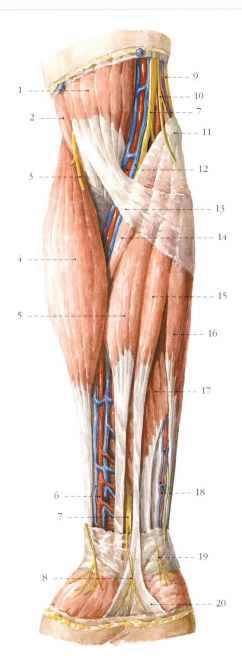

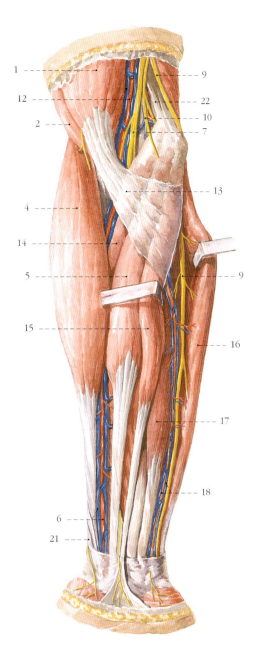

298. 前臂的肌肉、血管和神经（前面观）（1）
Muscles, blood vessels and nerves of the
forearm (anterior view) (1)

299. 前臂的肌肉、血管和神经（前面观）（(2)
Muscles, blood vessels and nerves of the
forearm (anterior view) (2)

1.肱二头肌 Biceps brachii m.

2.肱肌 Brachialis m.

3.前臂外侧皮神经 Lat. antebrachial cuta-
neous n.

4.肱桡肌 Brachioradialis m.

5.桡侧腕屈肌 Flexor carpi radialis m.

6.桡动、静脉 Radial a., v.

7.正中神经 Median n.

8.正中神经掌支 Palmar br. of median n.

9.尺神经 Ulnar n.

10.前臂内侧皮神经 Med. antebrachial
cutaneous n.

11.内上髁 Med. epicondyle

12.肱动、静脉 Brachial a., v.

13.肱二头肌腱膜 Bicipital aponeurosis

14.旋前圆肌 Pronator teres m.

15.掌长肌 Palmaris longus m.

16.尺侧腕屈肌 Flexor carpi ulnaris m.

17.指浅屈肌 Flexor digitorum superficialis
m.

18.尺动、静脉 Ulnar a., v.

19.尺神经掌支 Palmar br. of ulnar n.

20.掌腱膜 Palmar aponeurosis

21.拇长展肌 Abductor pollicis longus m.

22.内侧肌间隔 Med. intermuscular septum

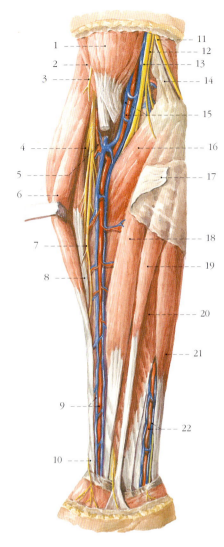

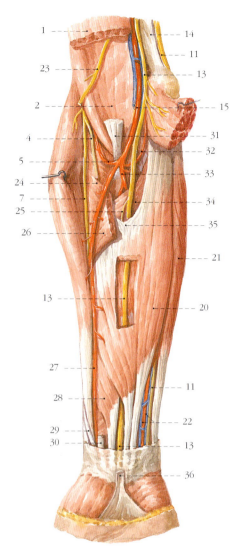

300. 前臂的肌肉、血管和神经（前面观）（3）
Muscles, blood vessels and nerves of the
forearm (anterior view) (3)

301. 前臂的肌肉、血管和神经（前面观）（4）
Muscles, blood vessels and nerves of the
forearm (anterior view) (4)

1.肱二头肌 Biceps brachii m.

2.肱肌 Brachialis m.

3.前臂外侧皮神经 Lat. antebrachial cuta-
neous n.

4.桡神经深支 Deep br. of radial n.

5.桡侧返动脉 Radial recurrent a.

6.肱桡肌 Brachioradialis m.

7.桡神经浅支 Superf. br. of radial n.

8.桡侧腕长伸肌 Extensor carpi radialis
longus m.

9.桡动、静脉 Radial a., v.

10.拇长展肌 Abductor pollicis longus m.

11.尺神经 Ulnar n.

12.前臂内侧皮神经 Med. antebrachial cu-
taneous n.

13.正中神经 Median n.

14.内侧肌间隔 Med. intermuscular septum

15.肱动、静脉 Brachial a., v.

16.旋前圆肌 Pronator teres m.

17.肱二头肌腱膜 Bicipital aponeurosis

18.桡侧腕屈肌 Flexor carpi radialis m.

19.掌长肌 Palmaris longus m.

20.指浅屈肌 Flexor digitorum sup-
erficialis m.

21.尺侧腕屈肌 Flexor carpi ulnaris m.

22.尺动、静脉 Ulnar a., v.

23.肌皮神经 Musculocutaneous n.

24.旋后肌 Supinator m.

25.骨间前神经 Ant. interosseous n.

26.旋前圆肌肱头 Humeral head of prona-

tor teres m.

27.桡动脉 Radial a.

28.拇长屈肌 Flexor pollicis longus m.

29.拇长展肌腱 Tendon of abductor pol-
licis longus m.

30.桡侧腕屈肌腱 Tendon of flexor carpi
radialis m.

31.肱二头肌腱 Tendon of biceps brachii m.

32.尺侧返动脉 Ulnar recurrent a.

33.尺动脉 Ulnar a.

34.旋前圆肌尺头 Ulnar head of pronator
teres m.

35.指浅屈肌腱弓 Tendinous arch of flexor
digitorum superficialis m.

36.掌长肌腱 Tendon of palmaris longus m.

29.指浅屈肌腱 Tendon of flexor digitorum superficialis m.

30.掌长肌腱 Tendon of palmaris longus m.

31.尺侧上副动、静脉 Sup. ulnar collateral a., v.

32.鹰嘴皮下囊 Subcutaneous bursa of olecranon

33.尺侧腕伸肌 Extensor carpi ulnaris m.

34.尺骨 Ulna

35.尺神经手背支 Dors. br. of ulnar n.

36.肱三头肌腱 Tendon of triceps brachii m.

37.肱桡肌 Brachioradialis m.

38.桡侧腕长伸肌 Extensor carpi radialis longus m.

39.肘肌 Anconeus m.

40.指伸肌 Extensor digitorum m.

41.桡侧腕短伸肌 Extensor carpi radialis brevis m.

42.小指伸肌 Extensor digiti minimi m.

43.拇长展肌 Abductor pollicis longus m.

44.拇短伸肌 Extensor pollicis brevis m.

45.拇长伸肌腱 Tendon of extensor pollicis longus m.

46.伸肌支持带 Extensor retinaculum

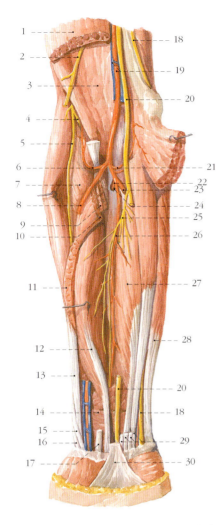

302. 前臂的肌肉、血管和神经（前面观）（5）
Muscles, blood vessels and nerves of the
forearm (anterior view) (5)

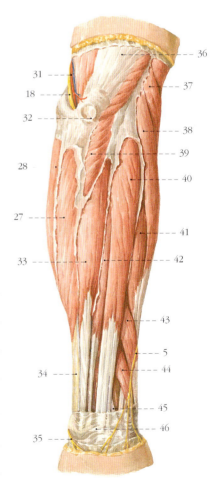

1.肱二头肌 Biceps brachii m.

2.肌皮神经 Musculocutaneous n.

3.肱肌 Brachialis m.

4.桡神经深支 Deep br. of radial n.

5.桡神经浅支 Superf. br. of radial n.

6.桡侧返动脉 Radial recurrent a.

7.旋后肌 Supinator m.

8.桡动脉 Radial a.

9.旋前圆肌尺头 Ulnar head of pronator teres m.

10.旋前圆肌肱头 Humeral head of pronator teres m.

11.指浅屈肌 Flexor digitorum superficialis m.

12.拇长屈肌 Flexor pollicis longus m.

13.肱桡肌腱 Tendon of brachioradialis m.

14.旋前方肌 Pronator quadratus m.

15.拇长展肌腱 Tendon of abductor pollicis longus m.

16.拇短伸肌腱 Tendon of extensor pollicis brevis m.

17.桡侧腕屈肌腱 Tendon of flexor carpi radialis m.

18.尺神经 Ulnar n.

19.肱动、静脉 Brachial a., v.

20.正中神经 Median n.

21.尺侧返动脉 Ulnar recurrent a.

22.骨间总动脉 Common interosseous a.

23.尺动脉 Ulnar a.

24.骨间后动脉 Post. interosseous a.

25.骨间前神经 Ant. interosseous n.

26.骨间前动脉 Ant. interosseous a.

27.指深屈肌 Flexor digitorum profundus m.

28.尺侧腕屈肌 Flexor carpi ulnaris m.

303. 前臂的肌肉、血管和神经（后面观）（1）
Muscles, blood vessels and nerves of the
forearm (posterior view) (1)

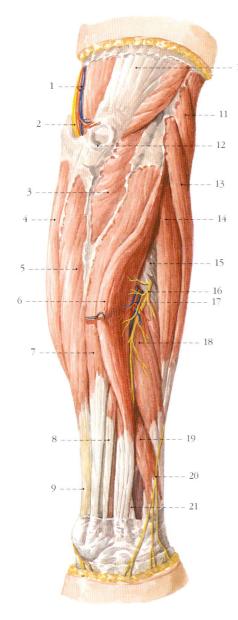

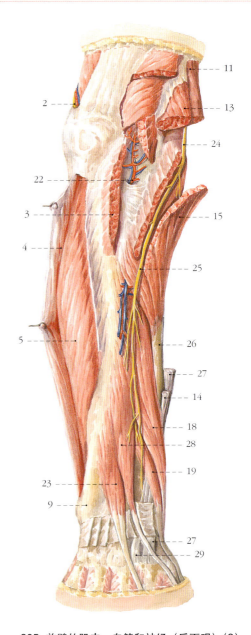

304. 前臂的肌肉、血管和神经（后面观）（2）
Muscles, blood vessels and nerves of the
forearm（posterior view）（2）

305. 前臂的肌肉、血管和神经（后面观）（3）
Muscles, blood vessels and nerves of the
forearm（posterior view）（3）

1.尺侧上副动、静脉 Sup. ulnar collateral a. , v.
2.尺神经 Ulnar n.
3.肘肌 Anconeus m.
4.尺侧腕屈肌 Flexor carpi ulnaris m.
5.指深屈肌 Flexor digitorum profundus m.
6.指伸肌 Extensor digitorum m.
7.尺侧腕伸肌 Extensor carpi ulnaris m.
8.小指伸肌 Extensor digiti minimi m.
9.尺骨 Ulna
10.肱三头肌腱 Tendon of triceps brachii m.
11.肱桡肌 Brachioradialis m.

12.鹰嘴 Olecranon
13.桡侧腕长伸肌 Extensor carpi radialis longus m.
14.桡侧腕短伸肌 Extensor carpi radialis brevis m.
15.旋后肌 Supinator m.
16.骨间后神经 Post. interosseous n.
17.骨间后动、静脉 Post. interosseous a., v.
18.拇长展肌 Abductor pollicis longus m.
19.拇短伸肌 Extensor pollicis brevis m.
20.桡神经浅支 Superf. br. of radial n.
21.拇长伸肌腱 Tendon of extensor pollicis

longus m.
22.骨间返动、静脉 Recurrent interosseous a., v.
23.示指伸肌 Extensor indicis m.
24.桡神经深支 Deep br. of radial n.
25.骨间后神经 Post. interosseous n.
26.桡骨 Radius
27.桡侧腕长伸肌腱 Tendon of extensor carpi radialis longus m.
28.拇长伸肌 Extensor pollicis longus m.
29.桡侧腕短伸肌腱 Tendon of extensor carpi radialis brevis m.

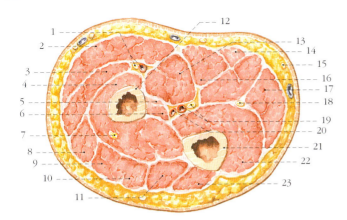

306. 通过右前臂近侧 1/3 横断面 （A）
Transverse section through the proximal
third of the right forearm　（A）

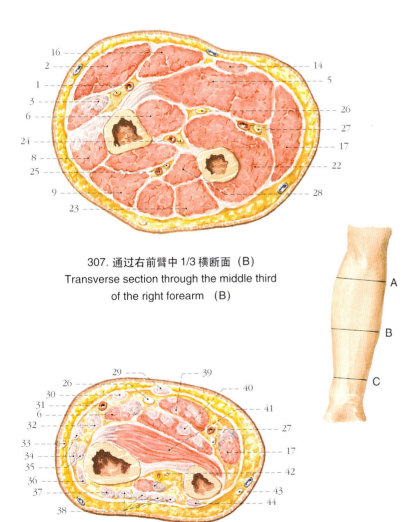

307. 通过右前臂中 1/3 横断面 （B）
Transverse section through the middle third
of the right forearm　（B）

308. 通过右前臂远侧 1/3 横断面 （C）
Transverse section through the distal third of
the right forearm　（C）

1.桡动脉、桡神经浅支 Radial a., superf. br. of radial n.
2.肱桡肌 Brachioradialis m.
3.桡侧腕长伸肌 Extensor carpi radialis longus m.
4.旋后肌 Supinator m.
5.指浅屈肌 Flexor digitorum superficialis m.
6.拇长屈肌 Flexor pollicis longus m.
7.桡神经深支 Deep br. of radial n.
8.桡侧腕短伸肌 Extensor carpi radialis brevis m.
9.指伸肌 Extensor digitorum m.
10.小指伸肌 Extensor digiti minimi m.
11.肘肌 Anconeus m.
12.桡骨 Radius
13.旋前圆肌 Pronator teres m.
14.掌长肌 Palmaris longus m.
15.前臂内侧皮神经 Med. antebrachial cutaneous n.
16.桡侧腕屈肌 Flexor carpi radialis m.
17.尺侧腕屈肌 Flexor carpi ulnaris m.
18.尺神经 Ulnar n.
19.尺动脉、正中神经 Ulnar a., median n.
20.骨间总动脉 Common interosseous a.
21.尺骨 Ulna
22.指深屈肌 Flexor digitorum profundus m.
23.尺侧腕伸肌 Extensor carpi ulnaris m.
24.骨间前动脉、神经 Ant. interosseous a., n.
25.骨间后动脉、神经 Post. interosseous a., n.
26.正中神经 Median n.
27.尺动脉、神经 Ulnar a., n.
28.拇长伸肌 Extensor pollicis longus m.
29.掌长肌腱 Tendon of palmaris longus m.
30.桡侧腕屈肌腱 Tendon of flexor carpi radialis m.
31.桡动脉 Radial a.
32.肱桡肌腱 Tendon of brachioradialis m.
33.桡神经浅支 Superf. br. of radial n.
34.拇长、短展肌腱 Tendons of abductor pollicis longus, brevis m.
35.桡侧腕长伸肌腱 Tendon of extensor carpi radialis longus m.
36.桡侧腕短伸肌腱 Tendon of extensor carpi radialis brevis m.
37拇长伸肌腱 Tendon of extensor pollicis longus m.
38.指伸肌腱 Tendon of extensor digitorum m.
39.指浅屈肌腱 Tendon of flexor digitorum superficialis m.
40.指伸屈肌腱 Tendon of flexor digitorum profundus m.
41.旋前方肌 Pronator quadratus m.
42.示指伸肌腱 Tendon of extensor indicis m.
43.桡神经背支 Dors. br. of radial n.
44.尺侧腕屈肌腱 Tendon of flexor carpi ulnaris m.

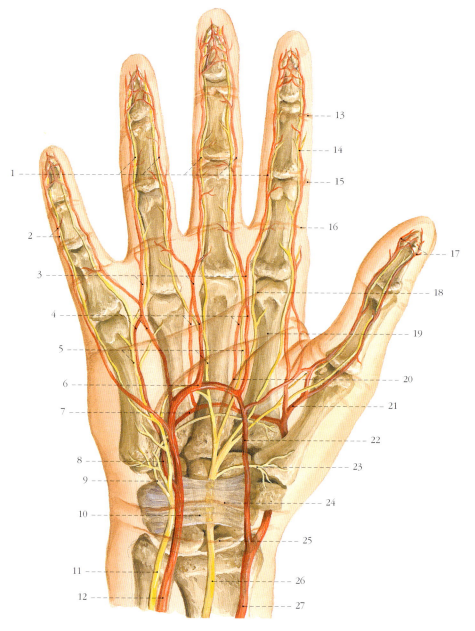

309. 手神经和血管的体表投影

Surface projections of the nerves and blood vessels of the hand

1.指掌侧固有动脉、神经 Proper palmar digital aa., nn.

2.小指尺掌侧固有动脉、神经 Ulnar proper palmar digital aa., nn. of little finger

3.指掌侧总动脉 Common palmar digital aa.

4.掌心动脉 Palmar metacarpal aa.

5.指掌侧总神经 Common palmar digital nn.

6.掌浅弓 Superf. palmar arch

7.掌深弓 Deep palmar arch

8.尺动脉掌深支 Deep palmar br. of ulnar a.

9.尺神经深支 Deep br. of ulnar n.

10.屈肌支持带 Flexor retinaculum

11.尺神经 Ulnar n.

12.尺动脉 Ulnar a.

13.远横纹 Distal crease

14.示指桡掌侧固有动脉、神经 Radial proper palmar digital aa., nn. of index finger

15.中横纹 Middle crease

16.近侧纹 Proximal crease

17.拇掌侧固有动脉、神经 Proper palmar digital aa., nn. of thumb

18.掌远纹 Distal carpal crease

19.掌中纹 Middle palmar crease

20.鱼际纹 Thenar crease

21.拇主要动脉 Principal a. of thumb

22.桡动脉掌浅支 Superf. palmar br. of radial a.

23.正中神经返支 Recurrent br. of median n.

24.腕远纹 Distal carpal crease

25.腕中纹 Middle carpal crease

26.正中神经 Median n.

27.桡动脉 Radial a.

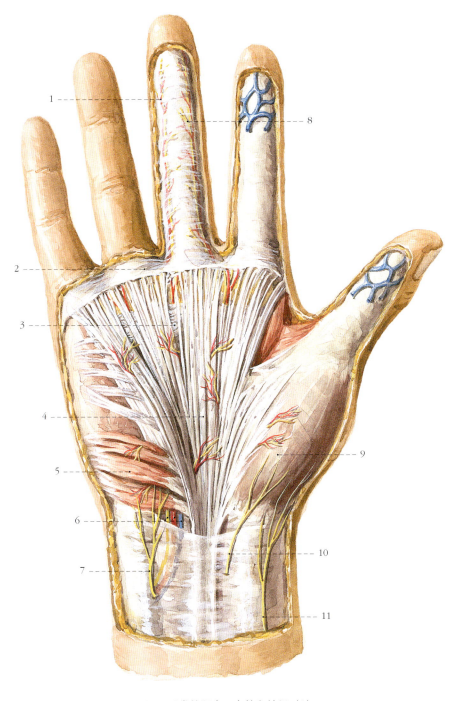

310. 手掌的肌肉、血管和神经（1）
Muscles, blood vessels and nerves of the palm of the hand （1）

1.指掌侧固有动脉　Proper palmar digital a.

2.掌浅横韧带　Superf. transv. metacarpal lig.

3.横束　Transv. fasciculi

4.掌腱膜　Palmar aponeurosis

5.掌短肌　Palmaris brevis m.

6.尺动、静脉，神经　Ulnar a., v., n.

7.尺神经掌支　Palmar br. of ulnar n.

8.指掌侧固有神经　Proper palmar digital n.

9.鱼际　Thenar

10.正中神经掌支　Palmar br. of median n.

11.前臂外侧皮神经　Lat. antebrachial cutaneous n.

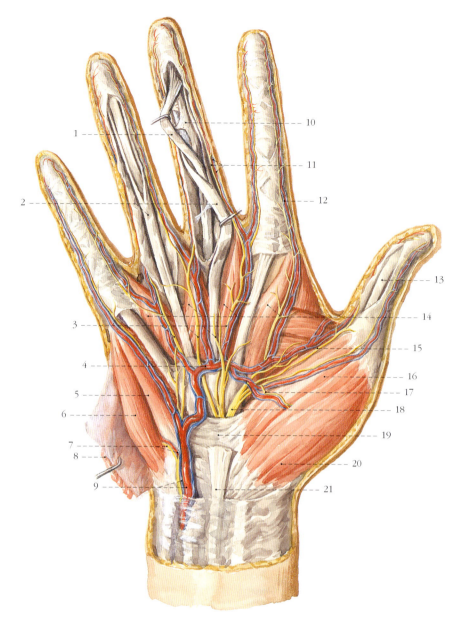

1 — 10
11
2 — 12

13
3 — 14
15
4 — 16
5 — 17
6 — 18
19
7 — 20
8 — 21
9

311. 手掌的肌肉、血管和神经（2）
Muscles, blood vessels and nerves of the palm of the hand（2）

1.指深屈肌腱 Tendon of flexor digitorum profundus m.

2.指浅屈肌腱 Tendon of flexor digitorum superficialis m.

3.指掌侧总动脉、神经 Common palmar digital a., n.

4.掌浅弓 Superf. palmar arch

5.小指短屈肌 Flexor digiti minimi brevis m.

6.小指展肌 Abductor digiti minimi m.

7.尺神经深支和尺动脉掌深支 Deep br. of ulnar n. & deep palmar br. of ulnar a.

8.掌短肌 Palmaris brevis m.

9.尺动、静脉 Ulnar a., v.

10.腱组 Vincula tendinum

11.指掌侧固有动、静脉、神经 Proper palmar digital aa., vv., nn.

12.示指桡掌侧固有动脉 Radial proper palmar digital a. of index finger

13.拇长屈肌腱 Tendon of flexor pollicis longus m.

14.蚓状肌 Lumbricales mm.

15.指掌侧固有神经 Proper palmar digital n.

16.拇短屈肌 Flexor pollicis brevis m.

17.正中神经返支 Recurrent br. of median n.

18.指掌侧总神经 Common palmar digital n.

19.屈肌支持带 Flexor retinaculum

20.拇短展肌 Abductor pollicis brevis m.

21.掌长肌腱 Tendon of palmaris longus m.

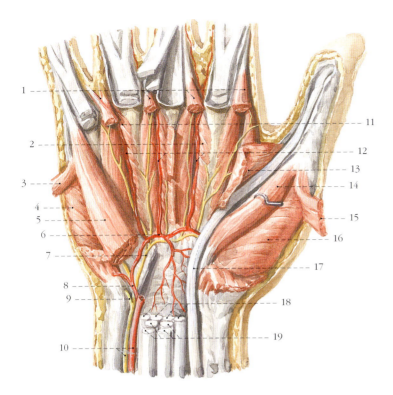

1.蚓状肌 Lumbricales mm.
2.骨间掌侧肌 Palmar interossei mm.
3.小指展肌 Abductor digiti minimi m.
4.小指对掌肌 Opponens digiti minimi m.
5.小指短屈肌 Flexor digiti minimi brevis m.
6.掌深弓 Deep palmar arch
7.尺神经深支 Deep br. of ulnar n.
8.尺动脉掌深支 Deep palmar br. of ulnar a.
9.尺神经浅支 Superf. br. of ulnar n.
10.尺动脉、神经 Ulnar a., n.
11.骨间背侧肌 Dors. interossei mm.
12.掌心动脉 Palmar metacarpal aa.
13.拇收肌 Adductor pollicis m.
14.拇短屈肌 Flexor pollicis brevis m.
15.拇短展肌 Abductor pollicis brevis m.
16.拇对掌肌 Opponens pollicis m.
17.拇长屈肌腱 Tendon of flexor pollicis longus m.
18.指深屈肌腱 Tendons of flexor digitorum profundus m.
19.指浅屈肌腱 Tendons of flexor digitorum superficialis m.
20.掌浅弓 Superf. palmar arch
21.屈肌总腱鞘 Common flexor sheath
22.拇长屈肌腱 Tendon of flexor pollicis longus m.
23.屈肌支持带 Flexor retinaculum
24.拇长屈肌腱鞘 Tendinous sheath of flexor pollicis longus m.
25.正中神经 Median n.

312. 手掌的肌肉、血管和神经（3）
Muscles, blood vessels and nerves of the palm of the hand （3）

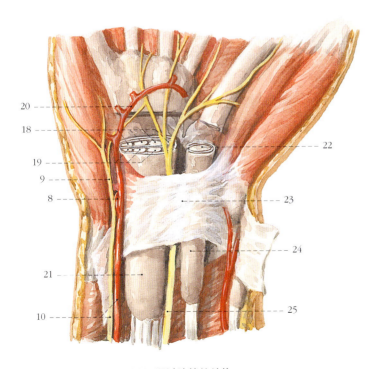

313. 通过腕管的结构
Structures through the carpal canal

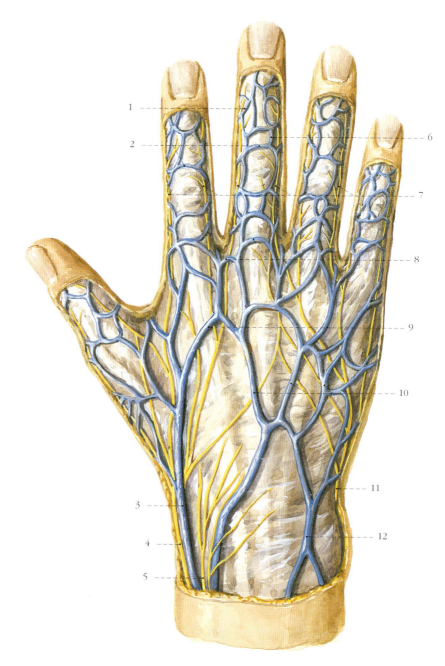

314. 手背的静脉和神经
Veins and nerves of the dorsum of the hand

1.指桡侧静脉 Radial digital vv.
2.指静脉弓 Digital venous arches
3.头静脉 Cephalic v.
4.桡神经浅支 Superf. br. of radial n.

5.前臂外侧皮神经 Lat. antebrachial cutaneous n.
6.指尺侧静脉 Ulnar digital vv.
7.指背神经 Dors. digital n.
8.掌骨头间静脉 Intercapital vv.

9.掌背静脉 Dors. metacarpal vv.
10.手背静脉网 Dors. venous rete of hand
11.尺神经手背支 Dors. br. of ulnar n.
12.贵要静脉 Basilic v.

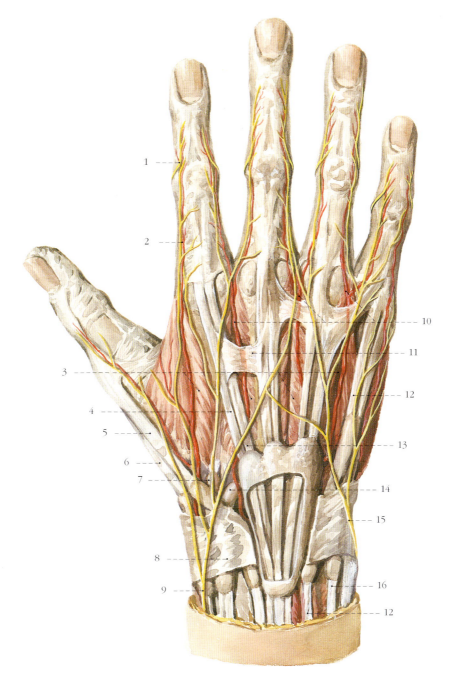

315. 手背的肌肉、肌腱、血管和神经

Muscles, tendons, blood vessels and nerves of the dorsum of the hand

1.指掌侧固有神经 Proper palmar digital nn.
2.指背动脉、神经 Dors. digital a., n.
3.骨间背侧肌 Dors. interossei mm.
4.指伸肌腱 Tendons of extensor digitorum m.
5.拇长伸肌腱 Tendon of extensor pollicis longus m.
6.拇短伸肌腱 Tendon of extensor pollicis brevis m.
7.桡侧腕长伸肌腱 Tendon of extensor carpi radialis longus m.
8.伸肌支持带 Extensor retinaculum
9.桡神经浅支 Superf. br. of radial n.
10.掌背动脉 Dors. metacarpal aa.
11.腱间结合 Intertendinous connections
12.小指伸肌腱 Tendon of extensor digiti minimi m.
13.示指伸肌腱 Tendon of extensor indicis m.
14.桡侧腕短伸肌腱 Tendon of extensor carpi radialis brevis m.
15.尺神经手背支 Dors. br. of ulnar n.
16.尺侧腕伸肌腱 Tendon of extensor carpi ulnaris m.

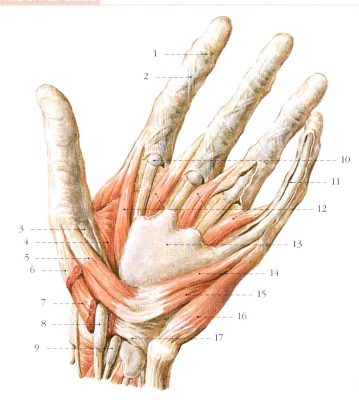

316. 手的腱鞘（掌面观）
Tendinous sheath of the hand (palmar view)

1.纤维鞘环状部 Annular part of fibrous sheath

2.纤维鞘交叉部 Cruciform part of fibrous sheath

3.拇长屈肌腱鞘 Tendinous sheath of flexor pollicis longus m.

4.拇收肌 Adductor pollicis m.

5.拇短屈肌 Flexor pollicis brevis m.

6.拇短展肌 Abductor pollicis brevis m.

7.拇对掌肌 Opponens pollicis m.

8.桡侧腕屈肌腱鞘 Tendinous sheath of flexor carpi radialis m.

9.拇长屈肌腱鞘 Tendinous sheath of flexor pollicis longus m.

10.指屈肌腱鞘 Tendinous sheath of flexor digitorum m.

11.小指屈肌腱鞘 Tendinous sheath of flexor digiti minimi m.

12.蚓状肌 Lumbricales mm.

13.屈肌总腱鞘 Common flexor sheath

14.小指短屈肌 Flexor digiti minimi brevis m.

15.小指对掌肌 Opponens digiti minimi m.

16.小指展肌 Abductor digiti minimi m.

17.屈肌支持带 Flexor retinaculum

18.伸肌支持带 Extensor retinaculum

19.尺侧腕伸肌腱鞘 Tendinous sheath of extensor carpi ulnaris m.

20.小指伸肌腱鞘 Tendinous sheath of extensor digiti minimi m.

21.指伸肌和示指伸肌腱鞘 Tendinous sheath of extensor digitorum and extensor indicis mm.

22.桡侧腕短、长伸肌腱鞘 Tendinous sheath of extensor carpi radialis brevis, longus mm.

23.拇长伸肌腱鞘 Tendinous sheath of extensor pollicis longus m.

24.拇长展肌和拇短伸肌腱鞘 Tendinous sheath of abductor pollicis longus and extensor pollicis brevis mm.

25.骨间背侧肌 Dors. interossei mm.

26.腱间结合 Intertendinous connections

27.指伸肌腱 Tendon of extensor digitorum m.

28.指背腱膜 Extensor expansion

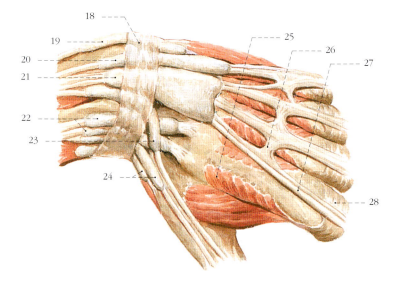

317. 手的腱鞘（背面观）
Tendinous sheath of the hand (dorsal view)

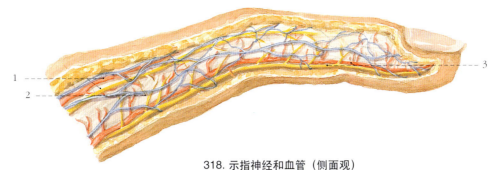

318. 示指神经和血管（侧面观）
Nerves and blood vessels of the index finger (lateral view)

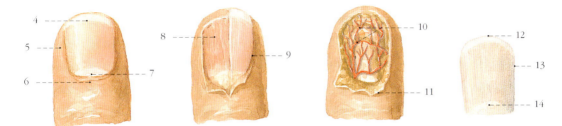

319. 指甲和有关结构（背面观）
Nail and related structures (dorsal view)

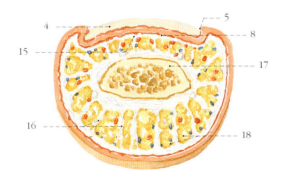

320. 示指远节的横断面
Transverse section of the distal phalanx of the index finger

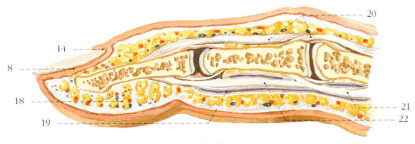

321. 示指纵切面
Longitudinal section of the index finger

1.指背动脉、神经 Dors. digital a., n.
2.指桡侧静脉 Radial digital vv.
3.指掌侧固有动脉、神经 Proper palmar digital a., n.
4.甲体 Nail body
5.甲壁 Nail wall
6.甲上皮 Eponychium
7.弧影 Lunula
8.甲床 Nail bed
9.甲沟 Nail groove
10.甲床动脉网 Articular rete of nail bed
11.甲襞 Nail fold
12.独立缘 Free margin
13.外侧缘 Lat. margin
14.甲根 Nail root
15.甲下间隙 Subungual space
16.纤维隔 Fibrous septa
17.远节指骨 Distal phalanx
18.指髓间隙 Pulp space
19.指屈肌腱鞘 Tendinous sheath of flexor digitorum m.
20.指伸肌腱 Tendon of extensor digitorum m.
21.指浅屈肌腱 Tendon of flexor digitorum superficialis m.
22.指深屈肌腱 Tendon of flexor digitorum profundus m.

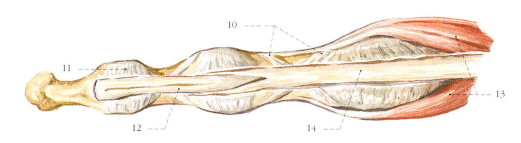

322. 示指伸肌腱（背面观）
Tendons of the extensor of the index finger (dorsal view)

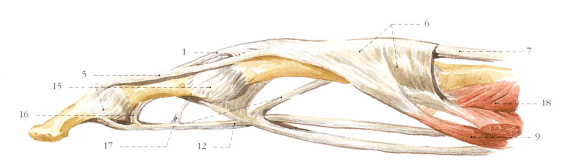

323. 示指屈肌腱（掌面观）
Tendons of the flexors of the index finger (palmar view)

324. 示指的伸屈肌腱（侧面观）
Tendons of the extensor and flexors of the index finger (lateral view)

1.中间束 Middle band

2.终腱 Terminal extensor tendon

3.远节指骨粗隆 Tuberosity of distal phalanx

4.三角韧带 Triangular lig.

5.外侧束 Lat. bands

6.指背腱膜 Extensor expansion

7.指伸肌腱 Tendon of extensor digitorum m.

8.骨间背侧肌 Dors. interossei mm.

9.蚓状肌 Lumbricales m.

10.纤维鞘交叉部 Cruciform part of fibrous sheath

11.纤维鞘环状部 Annular part of fibrous sheath

12.指深屈肌腱 Tendon of flexor digitorum profundus m.

13.骨间掌侧肌 Palmar interossei mm.

14.指浅屈肌腱 Tendon of flexor digitorum superficialis m.

15.侧副韧带 Collateral ligg.

16.短腱纽 Vinculum breve

17.长腱纽 Vincula longa

18.骨间肌 Interossei mm.

局部解剖学彩色图谱

THE LOWER LIMBS

下　肢

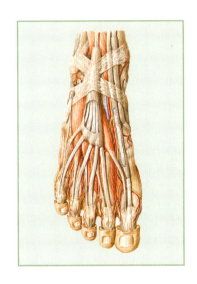

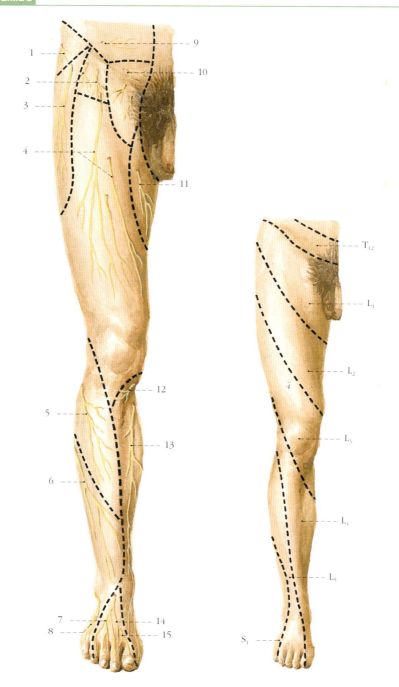

325. 下肢的皮神经和节段分布（前面观）
Cutaneous nerves and segmental distributions of the lower limb (anterior view)

1.肋下神经外侧皮支 Lat. cutaneous br. of subcostal n.

2.生殖股神经股支 Femoral br. of genitofemoral n.

3.股外侧皮神经 Lat. femoral cutaneous n.

4.股神经前皮支 Ant. cutaneous brr. of femoral n.

5.腓肠外侧皮神经 Lat. sural cutaneous n.

6.腓浅神经皮支 Cutaneous br. of superf.

peroneal n.

7.足背中间皮神经 Intermediate dors. cutaneous n. of foot

8.足背外侧皮神经 Lat. dors. cutaneous n. of foot

9.髂腹下神经前皮支 Ant. cutaneous br. of iliohypogastric n.

10.髂腹股沟神经 Ilioinguinal n.

11.闭孔神经皮支 Cutaneous br. of obtura-

tor n.

12.隐神经髌下支 Infrapatellar br. of saphenous n.

13.隐神经 Saphenous n.

14.足背内侧皮神经 Med. dors. cutaneous n. of foot

15.腓深神经皮支 Cutaneous br. of deep peroneal n.

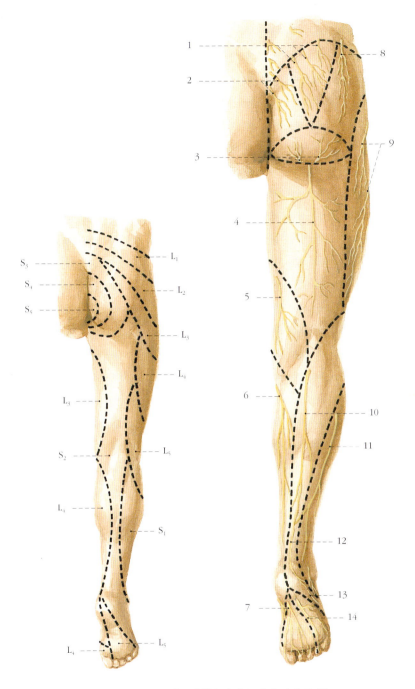

326. 下肢的皮神经和节段分布（后面观）
Cutaneous nerves and segmental distributions of the lower limb (posterior view)

1.臀上皮神经　Sup. cluneal n.
2.臀中皮神经　Middle cluneal n.
3.臀下皮神经　Inf. cluneal n.
4.股后皮神经　Post. femoral cutaneous n.
5.闭孔神经皮支　Cutaneous br. of obturator n.
6.隐神经　Saphenous n.

7.足底内侧神经足底皮支　Plantar cutaneous br. of med. plantar n.
8.髂腹下神经外侧皮支　Lat. cutaneous br. of iliohypogastric n.
9.股外侧皮神经　Lat. femoral cutaneous n.
10.腓肠内侧皮神经　Med. sural cutaneous n.
11.腓肠外侧皮神经　Lat. sural cutaneous n.

12.腓肠神经　Sural n.
13.足背外侧皮神经　Lat. dorsal cutaneous n. of foot
14.足底外侧神经足底皮支　Plantar cutaneous br. of lat. plantar n.

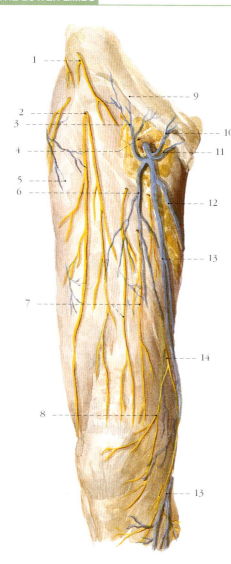

1.肋下神经外侧皮支 Lat. cutaneous br. of subcostal n.
2.股外侧皮神经 Lat. femoral cutaneous n.
3.旋髂浅静脉 Superf. iliac circumflex v.
4.隐静脉裂孔 Saphenous hiatus
5.阔筋膜 Fascia lata
6.股外侧浅静脉 Lat. superf. femoral v.
7.股神经前皮支 Ant. cutaneous br. of femoral n.
8.隐神经髌下支 Infrapatellar br. of saphenous n.
9.腹股沟韧带 Inguinal lig.
10.腹壁浅静脉 Superf. epigastric v.
11.阴部外静脉 Ext. pudendal v.
12.股内侧浅静脉 Med. superf. femoral v.
13.大隐静脉 Great saphenous v.
14.隐神经 Saphenous n.

327. 股部浅层的静脉和神经（前面观）
Veins and nerves of the superficial layer of the thigh
(anterior view)

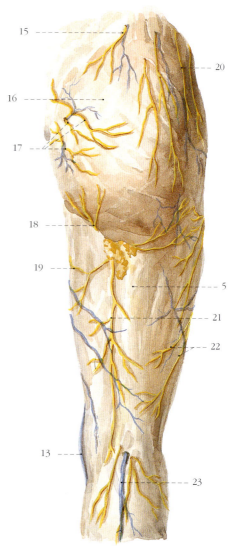

15.臀上皮神经 Sup. cluneal n.
16.臀筋膜 Gluteal fascia
17.臀中皮神经 Middle cluneal n.
18.臀下皮神经 Inf. cluneal n.
19.闭孔神经皮支 Cutaneous br. of obturator n.
20.髂腹下神经外侧皮支 Lat. cutaneous br. of iliohy-
　　pogastric n.
21.股后皮神经 Post. femoral cutaneous n.
22.股外侧皮神经 Lat. femoral cutaneous n.
23.小隐静脉 Small saphenous v.

328. 股部浅层的静脉和神经（后面观）
Veins and nerves of the superficial layer of the thigh
(posterior view)

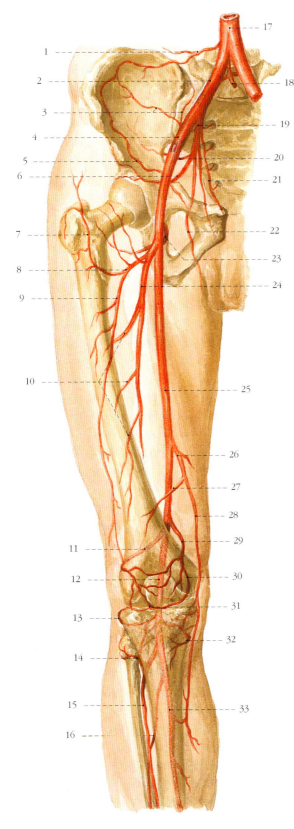

329. 髋周围动脉网和膝关节动脉网
Perihip arterial network and arterial network of the knee joint

1.第4腰动脉 4th lumbar a.
2.髂总动脉 Common iliac a.
3.髂腰动脉 Iliolumbar a.
4.髂外动脉 Ext. iliac a.
5.旋髂深动脉 Deep iliac circumflex a.
6.臀下动脉 Inf. gluteal a.
7.升支 Ascending br.
8.旋股外侧动脉 Lat. femoral circumflex a.
9.降支 Descending br.
10.穿支 Perforating brr.
11.膝上外侧动脉 Lat. sup. genicular a.
12.腘动脉 Popliteal a.
13.膝下外侧动脉 Lat. inf. genicular a.
14.胫前返动脉 Ant. recurrent tibial a.
15.胫前动脉 Ant. tibial a.
16.腓动脉 Peroneal a.
17.腹主动脉 Abdominal aorta
18.骶正中动脉 Median sacral a.
19.髂内动脉 Int. iliac a.
20.臀上动脉 Sup. gluteal a.
21.骶外侧动脉 Lat. sacral a.
22.闭孔动脉 Obturator a.
23.旋股内侧动脉 Med. femoral circumflex a.
24.股深动脉 Deep femoral a.
25.股动脉 Femoral a.
26.膝降动脉 Descending genicular a.
27.关节支 Articular br.
28.隐支 Saphenous br.
29.膝上内侧动脉 Med. sup. genicular a.
30.膝关节动脉网 Arterial rete of knee joint
31.膝中动脉 Middle genicular a.
32.膝下内侧动脉 Med. inf. genicular a.
33.胫后动脉 Post. tibial a.

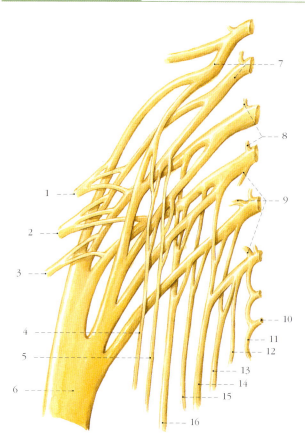

330. 骶、尾丛（模式图）
Sacral and coccygeal plexus (schema)

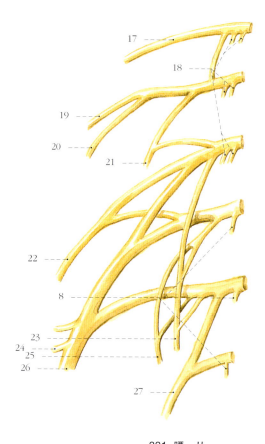

331. 腰 丛
Lumbar plexus

1.臀上神经　Sup. gluteal n.

2.臀下神经　Inf. gluteal n.

3.至梨状肌的神经　N. to piriformis m.

4.至股方肌和下孖肌的神经　N. to quadratus femoris and inf. gemellus m.

5.至闭孔内肌和上孖肌的神经　N. to obturator internus and sup. gemellus mm.

6.坐骨神经　Sciatic n.

7.腰骶干　Lumbosacral trunk

8.灰交通支　Gray rami communicantes

9.盆内脏神经　Pelvic splanchnic n.

10.尾神经　Coccygeal n.

11.肛尾神经　Anococcygeal n.

12.第四骶神经会阴支　Perineal br. of 4th sacral n.

13.至肛提肌和尾骨肌的神经　N. to levator ani and coccygeus mm.

14.阴部神经　Pudendal n.

15.穿皮神经　Perforating cutaneous n.

16.股后皮神经　Post. femoral cutaneous n.

17.肋下神经（T12）　Subcostal n. (T12)

18.灰白交通支　Gray and white rami communicantes

19.髂腹下神经　Iliohypoepigastric n.

20.髂腹股沟神经　Ilioinguinal n.

21.生殖股神经　Genitofemoral n.

22.股外侧皮神经　Lat. cutaneous n. of thigh

23.闭孔神经　Obturator n.

24.至腰大肌和髂肌　To psoas and iliacus m.

25.副闭孔神经　Accessory obturator n.

26.股神经　Femoral n.

27.腰骶干　Lumbosacral trunk

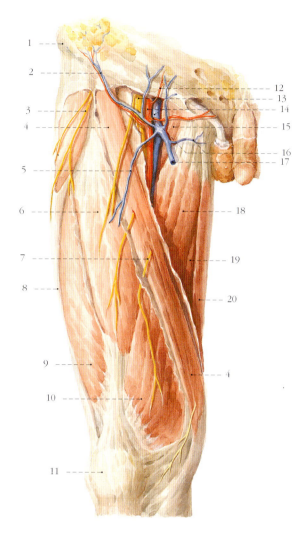

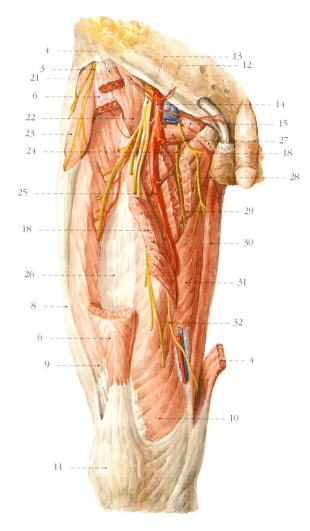

332. 大腿的肌肉、血管和神经（前内侧面观）（1）
Muscles, blood vessels and nerves of the thigh
(anteromedial view) (1)

333. 大腿的肌肉、血管和神经（前内侧面观）（2）
Muscles, blood vessels and nerves of the thigh
(anteromedial view) (2)

1.髂前上棘 Ant. sup. iliac spine

2.旋髂浅动、静脉 Superf. iliac circumflex a., v.

3.股外侧皮神经 Lat. femoral cutaneous n.

4.缝匠肌 Sartorius m.

5.股外侧浅静脉 Lat. superf. femoral v.

6.股直肌 Rectus femoris m.

7.股神经前皮支 Ant. cutaneous br. of femoral n.

8.髂胫束 Iliotibial tract

9.股外侧肌 Vastus lateralis m.

10.股内侧肌 Vastus medialis m.

11.髌骨 Patella

12.腹壁浅动脉 Superf. epigastric a.

13.股神经 Femoral n.

14.股动、静脉 Femoral a., v.

15.耻骨肌 Pectineus m.

16.阴部外动、静脉 Ext. pudendal a., v.

17.大隐静脉 Great saphenous v.

18.长收肌 Adductor longus m.

19.大收肌 Adductor magnus m.

20.股薄肌 Gracilis m.

21.旋髂浅动脉 Superf. iliac circumflex a.

22.髂腰肌 Iliopsoas m.

23.阔筋膜张肌 Tensor fasciae latae m.

24.闭孔神经后支 Post. br. of obturator n.

25.股深动脉 Deep femoral a.

26.股中间肌 Vastus interme-

dius m.

27.闭孔神经前支 Ant. br. of obturator n.

28.闭孔外肌 Obturator externus m.

29.短收肌 Adductor brevis m.

30.股薄肌 Gracilis m.

31.大收肌 Adductor magnus m.

32.隐神经 Saphenous n.

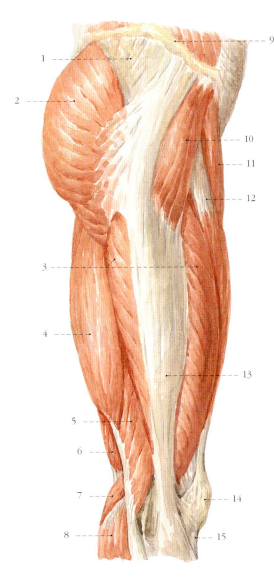

334. 大腿的肌肉（外面观）
Muscles of the thigh (lateral view)

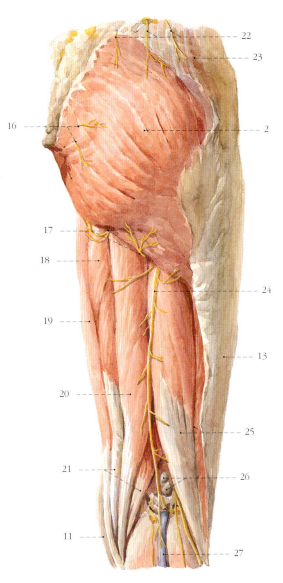

335. 臀部及大腿的肌肉、血管和神经（后面观）（1）
Muscles, blood vessels and nerves of the gluteal region
and thigh (posterior view) (1)

1.臀筋膜 Gluteal fascia
2.臀大肌 Gluteus maximus m.
3.股外侧肌 Vastus lateralis m.
4.股二头肌长头 Long head of
　biceps femoris m.
5.股二头肌短头 Short head of
　biceps femoris m.
6.半膜肌 Semimembranosus
　m.
7.跖肌 Plantaris m.

8.腓肠肌外侧头 Lat. head of
　gastrocnemius m.
9.髂嵴 Iliac crest
10.阔筋膜张肌 Tensor fasciae
　latae m.
11.缝匠肌 Sartorius m.
12.股直肌 Rectus femoris m.
13.髂胫束 Iliotibial tract
14.髌骨 Patella
15.髌韧带 Patellar lig.

16.臀中皮神经 Middle cluneal
　nn.
17.臀下皮神经 Inf. cluneal nn.
18.大收肌 Adductor magnus
　m.
19.股薄肌 Gracilis m.
20.半腱肌 Semitendinosus m.
21.半膜肌 Semimembranosus
　m.
22.臀上皮神经 Sup. cluneal

nn.
23.臀中肌 Gluteus medius m.
24.股后皮神经 Post. femoral
　cutaneous n.
25.股二头肌 Biceps femoris
　m.
26.腘淋巴结 Popliteal lymph
　nodes
27.小隐静脉 Small saphenous
　v.

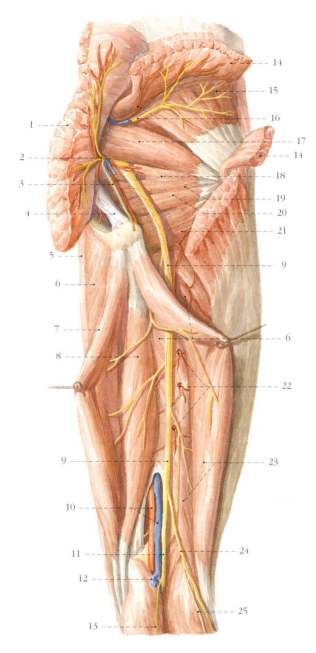

336. 臀部及大腿的肌肉、血管和神经（后面观）（2）
Muscles, blood vessels and nerves of the gluteal region and thigh (posterior view)（2）

1.臀大肌　Gluteus maximus n.
2.臀下动、静脉，神经　Inf. gluteal a., v., n.
3.股后皮神经　Post, femoral cutaneous n.
4.骶结节韧带　Sacrotuberous lig.
5.股薄肌　Gracilis m.
6.大收肌　Addutor magnus m.
7.半腱肌　Semitendinosus m.
8.半膜肌　Semimembranosus m.
9.坐骨神经　Sciatic n.
10.腘动、静脉　Popliteal a., v.

11.胫神经　Tibial n.
12.小隐静脉　Small saphenous v.
13.腓肠内侧皮神经　Med. sural cutaneous n.
14.臀中肌　Gluteus medius m.
15.臀小肌　Gluteus minimus m.
16.臀上动、静脉，神经　Sup. gluteal a., v., n.
17.梨状肌　Piriformis m.
18.上孖肌　Sup. gemellus m.
19.闭孔内肌　Obturator internus m.

20.下孖肌　Inf. gemellus m.
21.股方肌　Quadratus femoris m.
22.股深动脉穿支　Perforating brr. of deep fermoral a.
23.股二头肌长、短头　Long, short heads of biceps femoris m.
24.腓总神经　Common peroneal n.
25.腓肠外侧皮神经　Lat. sural cutaneous n.

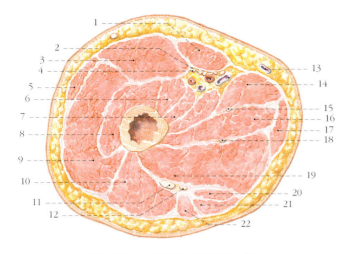

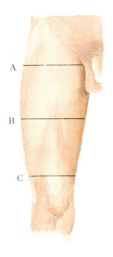

337. 通过右大腿近侧 1/3 横断面（A）
Transverse section through the proximal third of the right thigh (A)

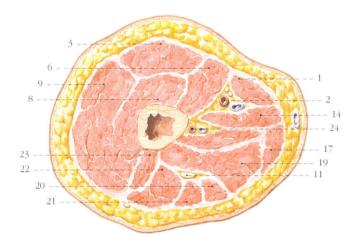

338. 通过右大腿中 1/3 横断面（B）
Transverse section through the middle third of the right thigh (B)

1.缝匠肌 Sartorius m.
2.股动、静脉 Femoral a., v.
3.股直肌 Rectus femoris m.
4.股神经 Femoral n.
5.阔筋膜张肌 Tensor fasciae latae m.
6.股内侧肌 Vastus medialis m.
7.髂腰肌 Iliopsoas m.
8.股中间肌 Vastus intermedius m.
9.股外侧肌 Vastus lateralis m.
10.臀大肌 Gluteus maximus m.
11.坐骨神经 Sciatic n.
12.股后皮神经 Post. femoral cutaneous n.
13.大隐静脉 Great saphenous v.
14.长收肌 Adductor longus m.
15.闭孔神经前支 Ant. br. of obturator n.
16.短收肌 Adductor brevis m.
17.股薄肌 Gracilis m.
18.闭孔神经后支 Post. br. of obturator n.
19.大收肌 Adductor magnus m.
20.半膜肌 Semimembranosus m.
21.半腱肌 Semitendinosus m.
22.股二头肌长头 Long head of biceps femoris m.
23.股二头肌短头 Short head of biceps femoris m.
24.股深动、静脉 Deep femoral a., v.
25.股四头肌腱 Tendon of quadriceps femoris m.
26.膝关节肌 Articularis genus m.
27.胫神经 Tibial n.
28.腓总神经 Common peroneal n.
29.腘动、静脉 Popliteal a., v.
30.股二头肌 Biceps femoris m.
31.大收肌腱 Tendon of adductor magnus m.
32.隐神经 Saphenous n.

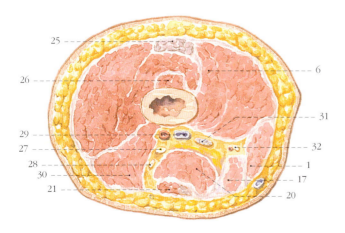

339. 通过右大腿远侧 1/3 横断面（C）
Transverse section through the distal third of the right thigh (C)

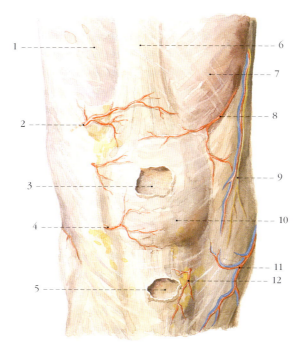

340. 膝（前面观）（1）
Knee (anterior view) (1)

1.股外侧肌 Vastus lateralis m.

2.膝上外侧动脉 Lat. sup. genicular a.

3.髌前皮下囊 Subcutaneous prepatellar bursa

4.膝下外侧动脉 Lat. inf. genicular a.

5.髌下皮下囊 Subcutaneous infrapatellar bursa

6.股直肌腱 Tendon of rectus femoris m.

7.股内侧肌 Vastus medialis m.

8.膝上内侧动脉 Med. sup. genicular a.

9.隐神经髌下支 Infrapatellar br. of saphenous n.

10.髌骨 Patella

11.膝降动脉隐支 Saphenous br. of descending genicular a.

12.膝下内侧动脉 Med. inf. genicular a.

13.膝关节肌 Articularis genus m.

14.髌上囊 Suprapatellar bursa

15.髌外侧支持带 Lat. patellar retinaculum

16.髌腱 Patellar tendon

17.腘动、静脉 Popliteal a., v.

18.隐神经 Saphenous n.

19.髌内侧支持带 Med. patellar retinaculum

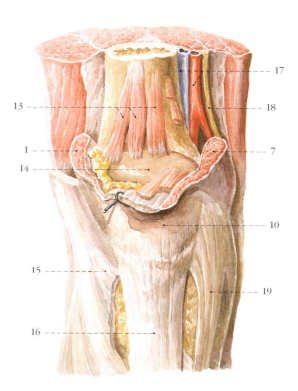

341. 膝（前面观）（2）
Knee (anterior view) (2)

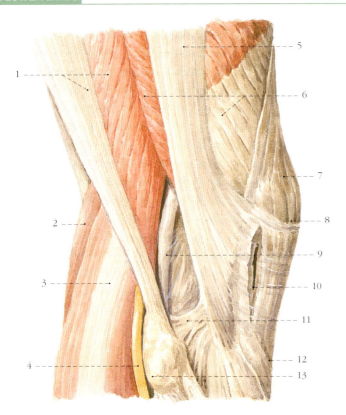

342. 膝（外面观）
Knee (lateral view)

1.股二头肌长、短头 Long, short heads of bi-
　ceps femoris m.
2.跖肌 Plantaris m.
3.腓肠肌外侧头 Lat. head of gastrocnemius m.
4.腓总神经 Commn peroneal n.
5.髂胫束 Iliotibial tract
6.股外侧肌 Vastus lateralis m.
7.股直肌腱 Tendon of rectus femoris m.
8.髌骨 Patella
9.腓侧副韧带 Fibular collateral lig.
10.髌下深囊 Deep infrapatellar bursa
11.腓骨头前韧带 Ant. lig. of fibular head
12.髌韧带 Patellar lig.
13.腓骨头 Fibular head
14.股内侧肌 Vastus medialis m.
15.髌腱 Patellar lig.
16.缝匠肌 Sartorius m.
17.股薄肌 Gracilis m.
18.半膜肌腱 Tendon of semimembranosus m.
19.半腱肌 Semitendinosus m.

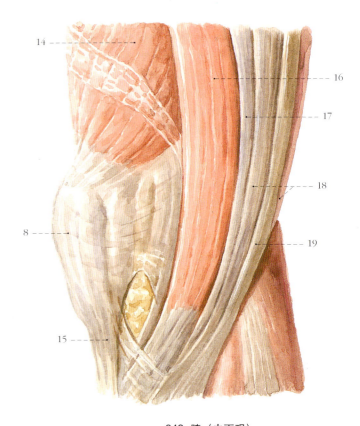

343. 膝（内面观）
Knee (medial view)

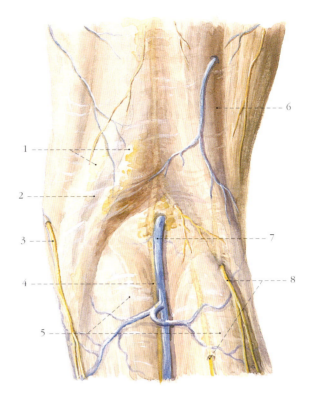

344. 腘窝（后面观）（1）
Popliteal fossa (posterior view) (1)

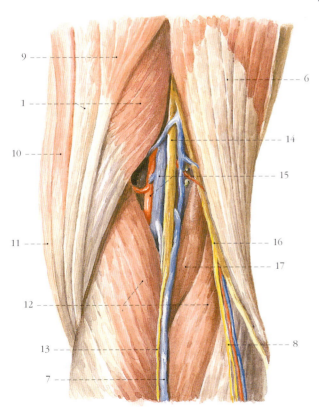

345. 腘窝（后面观）（2）
Popliteal fossa (posterior view) (2)

1.半膜肌　Semimembranosus m.

2.半腱肌腱　Tendon of semitendinosus m.

3.隐神经　Saphenous n.

4.腓肠内侧皮神经　Med. sural cutaneous n.

5.腓肠肌　Gastrocnemius m.

6.股二头肌腱　Tendon of biceps femoris m.

7.小隐静脉　Small saphenous v.

8.腓肠外侧皮神经　Lat. sural cutaneous n.

9.半腱肌　Semitendinosus m.

10.股薄肌　Gracilis m.

11.缝匠肌腱　Tendon of sartorius m.

12.腓肠肌内、外侧头　Med., Lat. heads of gastrocnemius m.

13.腓肠内侧皮神经　Med. sural cutaneous n.

14.胫神经　Tibial n.

15.腘动、静脉　Popliteal a., v.

16.腓总神经　Common peroneal n.

17.跖肌　Plantaris m.

193

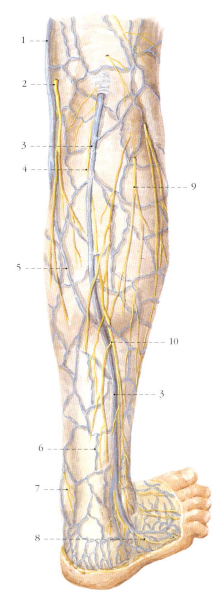

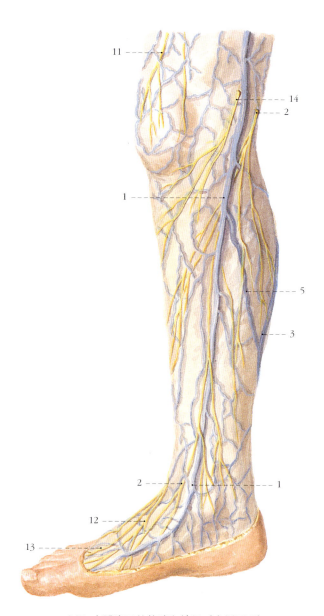

346. 小腿浅层的静脉和神经（后外侧面观）
Veins and nerves of the superficial layer of the leg
(posterolateral view)

347. 小腿浅层的静脉和神经（内侧面观）
Veins and nerves of the superficial layer of the leg (medial view)

1.大隐静脉 Great saphenous v.

2.隐神经 Saphenous n.

3.小隐静脉 Small saphenous v.

4.腓肠内侧皮神经 Med. sural cutaneous n.

5.交通支 Communicating br.

6.吻合支 Anastomosing br.

7.隐神经小腿内侧皮支 Med. crural cutane-

ous br. of saphenous n.

8.足背外侧皮神经 Lat. dors. cutaneous n. of
foot

9.腓肠外侧皮神经 Lat. sural cutaneous n.

10.腓肠神经 Sural n.

11.股神经前皮支 Ant. cutaneous br. of
femoral n.

12.足背内侧皮神经 Med. dorsal cutaneous
n. of foot

13.足背中间皮神经 Intermediate dorsal cu-
taneous n. of foot

14.隐神经髌下支 Infrapatellar br. of saphe-
nous n.

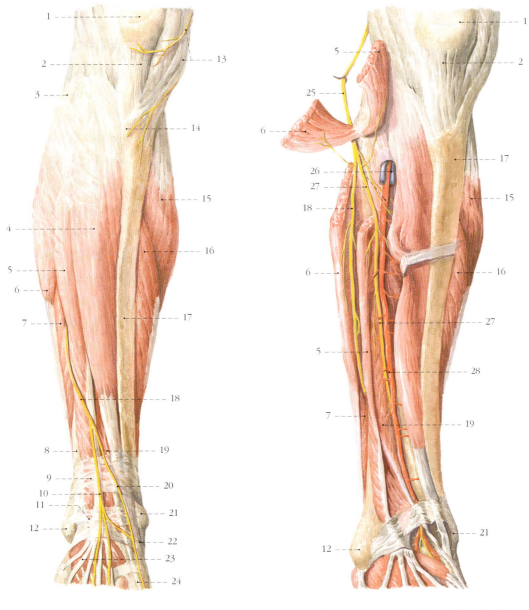

348. 小腿的肌肉和神经（前面观）（1）
Muscles and nerves of the leg (anterior view) (1)

349. 小腿的肌肉、血管和神经（前面观）（2）
Muscles, blood vessels and nerves of the leg (anterior view) (2)

1.髌骨　Patella

2.髌腱　Patellar tendon

3.腓骨头　Fibular head

4.胫骨前肌　Tibialis ant. m.

5.趾长伸肌　Extensor digitorum longus m.

6.腓骨长肌　Peroneus longus m.

7.腓骨短肌　Peroneus brevis m.

8.腓骨　Fibula

9.伸肌上支持带　Sup. extensor retinaculum

10.足背中间皮神经　Intermediate dors. cutaneous n. of foot

11.伸肌下支持带　Inf. extensor retinaculum

12.外踝　Lat. malleolus

13.隐神经髌下支　Infrapatellar br. of saphenous n.

14.胫骨粗隆　Tibial tuberosity

15.腓肠肌　Gastrocnemius m.

16.比目鱼肌　Soleus m.

17.胫骨　Tibia

18.腓浅神经　Superf. pernoneal n.

19.姆长伸肌　Extensor hallucis longus m.

20.足背内侧皮神经　Med. dors. cutaneous n.

of foot

21.内踝　Med. malleolus

22.胫骨前肌腱　Tendon of tibialis ant. m.

23.趾长伸肌腱　Tendon of extensor digitorum longus m.

24.姆长伸肌腱　Tendon of extensor hallucis longus m.

25.腓总神经　Common peroneal n.

26.胫前动、静脉　Ant. tibial a., v.

27.腓深神经　Deep peroneal n.

28.胫前动脉　Ant. tibial a.

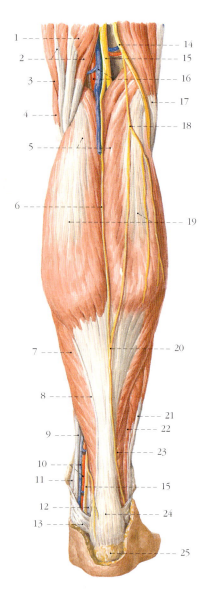

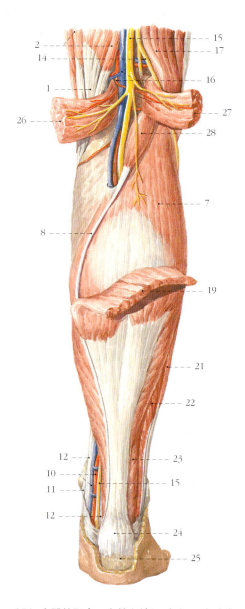

350. 小腿的肌肉、血管和神经（后面观）（1）
Muscles, blood vessels and nerves of the leg
(posterior view) (1)

351. 小腿的肌肉、血管和神经（后面观）（2）
Muscles, blood vessels and nerves of the leg
(posterior view) (2)

1.半腱肌　Semitendinosus m.

2.半膜肌　Semimembranosus m.

3.股薄肌　Gracilis m.

4.缝匠肌　Sartorius m.

5.腓肠肌内、外侧头　Med., lat. heads of gas-
　trocnemius m.

6.腓肠内侧皮神经　Med. sural cutaneous n.

7.比目鱼肌　Soleus m.

8.跖肌腱　Tendon of plantaris m.

9.趾长屈肌腱　Tendon of flexor digitorum
　longus m.

10.胫后动、静脉　Post. tibial a., v.

11.胫骨后肌腱　Tendon of tibialis post. m.

12.蹈长屈肌腱　Tendon of flexor hallucis
　longus m.

13.屈肌支持带　Flexor retinaculum

14.腓总神经　Common peroneal n.

15.胫神经　Tibial n.

16.腘动、静脉　Popliteal a., v.

17.股二头肌　Biceps femoris m.

18.腓肠外侧皮神经　Lat. sural cutaneous n.

19.腓肠肌　Gastrocnemius m.

20.腓肠神经　Sural n.

21.腓骨长肌　Peroneus longus m.

22.腓骨短肌　Peroneus brevis m.

23.蹈长屈肌　Flexor hallucis longus m.

24.跟腱　Tendo calcaneus

25.跟骨结节　Calcaneal tuberosity

26.腓肠肌内侧头　Med. head of gastrocne-
　mius m.

27.腓肠肌外侧头　Lat. head of gastrocne-
　mius m.

28.跖肌　Plantaris m.

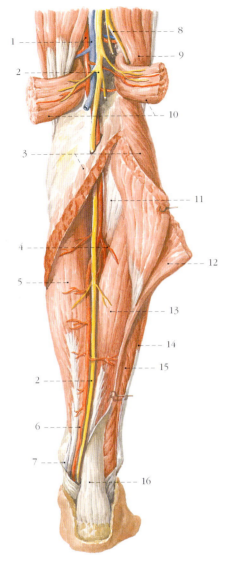

352. 小腿的肌肉、血管和神经（后面观）（3）
Muscles, blood vessels and nerves of the leg
(posterior view) (3)

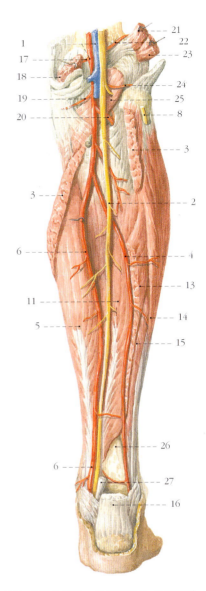

353. 小腿的肌肉、血管和神经（后面观）（4）
Muscles, blood vessels and nerves of the leg
(posterior view) (4)

1.腘动、静脉 Popliteal a., v.

2.胫神经 Tibial n.

3.比目鱼肌 Soleus m.

4.腓动脉 Peroneal a.

5.趾长屈肌 Flexor digitorum longus m.

6.胫后动脉 Post. tibial a.

7.胫骨后肌腱 Tendon of tibialis post. m.

8.腓总神经 Common peroneal n.

9.股二头肌 Biceps femoris m.

10.腓肠肌内、外侧头 Med., lat. heads of gastrocnemius m.

11.胫骨后肌 Tibialis post. m.

12.腓肠肌 Gastrocnemius m.

13.踇长屈肌 Flexor hallucis longus m.

14.腓骨长肌 Peroneus longus m.

15.腓骨短肌 Peroneus brevis m.

16.跟腱 Tendo calcaneus

17.膝上内侧动脉 Med. sup. genicular a.

18.腓肠肌内侧头 Med. head of gastrocnemius m.

19.膝下内侧动脉 Med. inf. genicular a.

20.胫前动脉 Ant. tibial a.

21.跖肌 Plantaris m.

22.膝上外侧动脉 Lat. sup. genicular a.

23.腓肠肌外侧头 Lat. head of gastrocnemius m.

24.膝下外侧动脉 Lat. inf. genicular a.

25.腘肌 Popliteus m.

26.胫骨 Tibia

27.踇长屈肌腱 Tendon of flexor hallucis longus m.

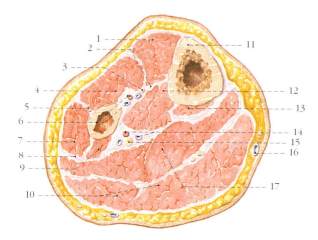

354. 通过右小腿近侧 1/3 横断面 （A）
Transverse section through the proximal third of the right leg (A)

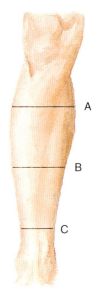

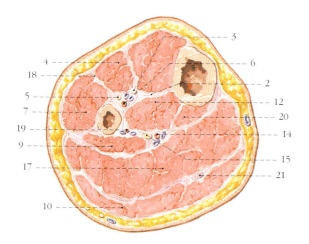

355. 通过右小腿中 1/3 横断面 （B）
Transverse section through the middle third of the right leg (B)

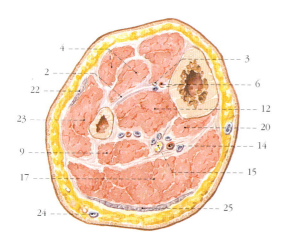

356. 通过右小腿远侧 1/3 横断面 （C）
Transverse section through the distal third of the right leg (C)

1.胫骨前肌 Tibialis ant. m.
2.小腿骨间膜 Interosseous membrane of leg
3.腓深神经 Deep peroneal n.
4.趾长、蹬长伸肌 Extensor digitorum longus，extensor hallucis longus m.
5.腓浅神经 Superf. peroneal n.
6.胫前动、静脉 Anterior tibial a., v.
7.腓骨长、短肌 Peroneus longus and brevis m.
8.小腿后肌间隔 Post. crural intermuscular septum
9.蹬长屈肌 Flexor hallucis longus m.
10.腓肠肌 Gastrocnemius m.
11.胫骨 Tibia
12.胫骨后肌 Tibialis post. m.
13.腘肌 Popliteus m.
14.胫后动、静脉 Post. tibial a., v.
15.胫神经 Tibial n.
16.大隐静脉 Great saphenous v.
17.比目鱼肌 Soleus m.
18.小腿前肌间隔 Ant. crural intermuscular septum
19.腓动、静脉 Peroneal a., v.
20.趾长屈肌 Flexor digitorum longus m.
21.跖肌 Plantaris m.
22.腓骨长肌 Peroneus longus m.
23.腓骨短肌 Peroneus brevis m.
24.小隐静脉 Small saphenous v.
25.腓肠肌腱 Tendon of gastrocnemius m.

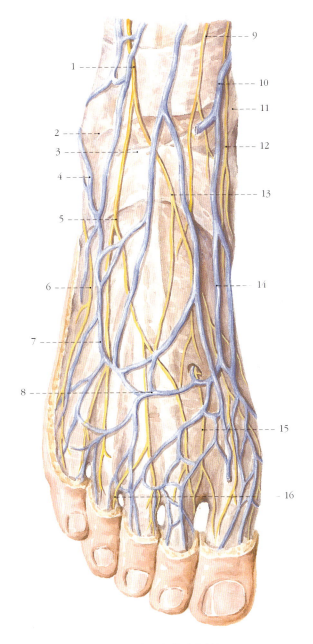

357. 足背浅层的静脉和神经

Veins and nerves of the superficial layer of the dorsum of the foot

1.腓浅神经 Superf. peroneal n.

2.外踝 Lat. malleolus

3.伸肌下支持带 Inf. extensor retinaculum

4.小隐静脉 Small saphenous v.

5.足背中间皮神经 Intermediate dors. cuta-
　neous n. of foot

6.足背外侧皮神经 Lat. dors. cutaneous n. of

foot

7.外侧缘静脉 Lat. marginal v.

8.足背静脉弓 Dors. venous arch of foot

9.隐神经小腿内侧支 Med. crural cutane-
　ous br. of saphenous n.

10.大隐静脉 Great saphenous v.

11.内踝 Med. malleolus

12.隐神经 Saphenous n.

13.足背内侧皮神经 Med. dors. cutaneous n.
　of foot

14.内侧缘静脉 Med. marginal v.

15.腓深神经皮支 Cutaneous br. of deep
　peroneal n.

16.趾背神经 Dors. digital nn.

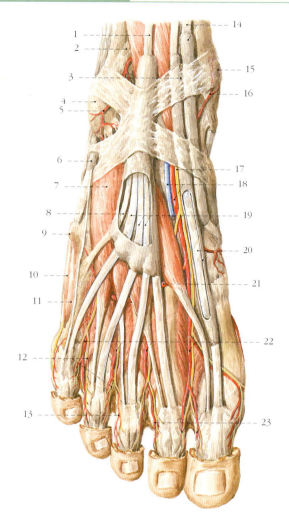

358. 足背的肌肉、血管和神经（1）
Muscles, blood vessels and nerves of the dorsum of
the foot (1)

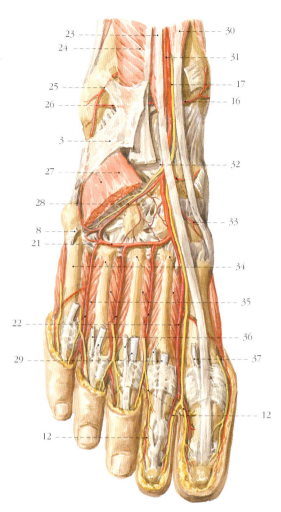

359. 足背的肌肉、血管和神经（2）
Muscles, blood vessels and nerves of the dorsum of
the foot (2)

1.趾长伸肌　Extensor digitorum longus m.

2.胫腓前韧带　Ant. tibiofibular lig.

3.伸肌下支持带　Inf. extensor retinaculum

4.外踝　Lat. malleolus

5.外踝前动脉　Ant. lat. malleolar a.

6.腓骨肌总腱鞘　Common sheath of peronei mm.

7.趾短伸肌　Extensor digitorum brevis m.

8.第三腓骨肌腱　Tendon of peroneus tertius m.

9.第五跖骨粗隆　Tuberosity of 5th metatarsal bone

10.小趾展肌　Abductor digiti minimi m.

11.小趾对跖肌　Opponens digiti minimi m.

12.趾背神经　Dors. digital nn.

13.趾背动脉　Dors. digital aa.

14.胫骨前肌腱和腱鞘　Tendon and tendinous sheath of tibialis ant. m.

15.内踝　Med. malleolus

16.内踝前动脉　Ant. med. malleolar a.

17.腓深神经　Deep peroneal n.

18.足背动、静脉　Dors. a., v. of foot

19.趾长伸肌腱和腱鞘　Tendons and tendinous sheath of extensor digitorum longus m.

20.踇长伸肌腱和腱鞘　Tendon and tendinous sheath of extensor hallucis longus m.

21.弓状动脉　Arcuate a.

22.跖背动脉　Dors. metatarsal aa.

23.踇长伸肌　Extensor hallucis longus m.

24.趾长伸肌　Extensor digitorum longus m.

25.腓动脉穿支　Perforating br. of peroneal a.

26.外踝前动脉　Lat. ant. malleolar a.

27.踇短伸肌，趾短伸肌　Extensor hallucis brevis m., extensor digitorum brevis m.

28.跗外侧动脉　Lat. tarsal a.

29.趾长伸肌腱　Tendon of extensor digitorum longus m.

30.胫骨前肌　Tibialis ant. m.

31.胫前动脉　Ant. tibial a.

32.腓深神经外侧支　Lat. br. of deep peroneal n.

33.跗内侧动脉　Med. tarsal a.

34.跖骨　Metatarsal bones

35.骨间背侧肌　Dors. interossei mm.

36.趾短伸肌腱　Tendon of extensor digitorum brevis m.

37.踇短伸肌腱　Tendon of extensor hallucis brevis m.

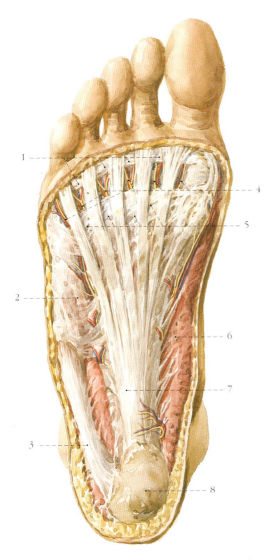

360. 足底的肌肉、血管和神经（1）
Muscles, blood vessels and nerves of the sole of the foot (1)

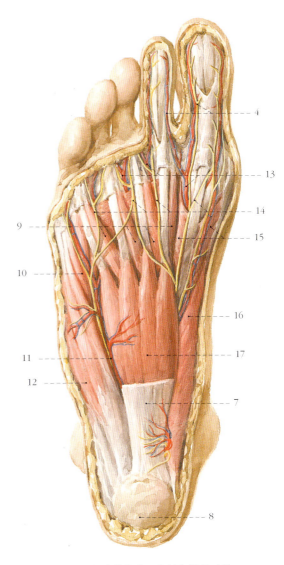

361. 足底的肌肉、血管和神经（2）
Muscles, blood vessels and nerves of the sole of the foot (2)

1.跖骨浅横韧带 Superf. transv. metatarsal lig.

2.足底外侧筋膜 Lat. plantar fascia

3.足底腱膜外侧束 Lat. band of plantar apo-neurosis

4.趾足底固有动脉、神经 Proper plantar digital aa., nn.

5.横束 Transv. fasciculi

6.足底内侧筋膜 Med. plantar fascia

7.足底腱膜 Plantar aponeurosis

8.跟骨结节 Calcaneal tuberosity

9.蚓状肌 Lumbricales mm.

10.小趾短屈肌 Flexor digiti minimi brevis m.

11.足底外侧动脉、神经 Lat. plantar a., n.

12.小趾展肌 Abductor digiti minimi m.

13.趾足底总动脉 Common plantar digital aa.

14.趾足总神经 Common plantar digital nn.

15.踇短屈肌内、外侧头 Med., lat. head of flexor hallucis brevis m.

16.踇展肌 Abductor hallucis m.

17.趾短屈肌 Flexor digitorum brevis m.

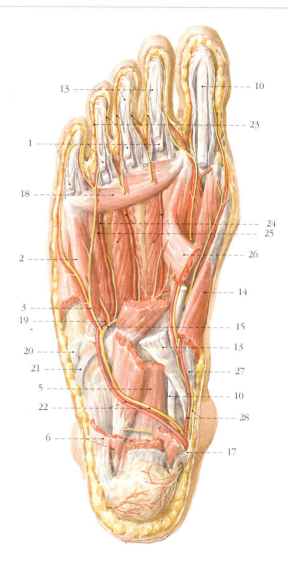

362. 足底的肌肉、血管和神经（3）
Muscles, blood vessels and nerves of the sole of
the foot (3)

363. 足底的肌肉、血管和神经（4）
Muscles, blood vessels and nerves of the sole of
the foot (4)

1.趾短屈肌腱 Tendons of flexor digitorum brevis m.

2.小趾短屈肌 Flexor digiti minimi brevis m.

3.浅支 Superf. br.

4.足底外侧动、静脉，神经 Lat. plantar a., v., n.

5.足底方肌 Quadratus plantae m.

6.小趾展肌 Abductor digiti minimi m.

7.趾短屈肌 Flexor digitorum brevis m.

8.足底腱膜 Planter aponeurosis

9.跟骨结节 Calcaneal tuberosity

10.踇长屈肌腱 Tendon of flexor hallucis longus m.

11.踇短屈肌 Flexor hallucis brevis m.

12.蚓状肌 Lumbricales mm.

13.趾长屈肌腱 Tendons of flexor digitorum longus m.

14.踇展肌 Abductor hallucis m.

15.深支 Deep br.

16.足底内侧动、静脉，神经 Med. plantar a., v., n.

17.屈肌支持带 Flexor retinaculum

18.踇收肌横头 Transv. head of adductor hallucis m.

19.足底深弓 Deep plantar arch

20.腓骨短肌腱 Tendon of peroneus brevis m.

21.腓骨长肌腱 Tendon of peroneus longus m.

22.足底外侧动脉、神经 Lat. plantar a., n.

23.趾足底固有动脉、神经 Proper plantar digital aa., nn.

24.足心动脉 Plantar metataral aa.

25.骨间足底肌 Plantar interossei mm.

26.踇收肌斜头 Oblique head of adductor hallucis m.

27.胫骨后肌腱 Tendon of tibialis post. m.

28.足底内侧动脉、神经 Med. plantar a., n.

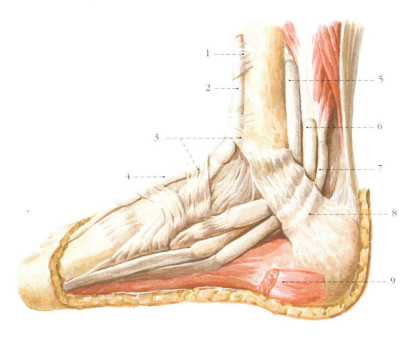

364. 足的腱鞘（内面观）
Tendinous sheaths of the foot (medial view)

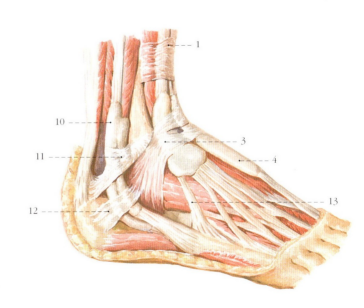

365. 足的腱鞘（外面观）
Tendinous sheaths of the foot (lateral view)

1.伸肌上支持带 Sup. extensor retinaculum

2.胫骨前肌腱鞘 Tendinous sheath of tibialis ant. m.

3.伸肌下支持带 Inf. extensor retinaculum

4.跛长伸肌腱鞘 Tendinous sheath of extensor hallucis longus m.

5.胫骨后肌腱鞘 Tendinous sheath of tibialis post. m.

6.趾长屈肌腱鞘 Tendinous sheath of flexor digitorum longus m.

7.跛长屈肌腱鞘 Tendinous sheath of flexor hallucis longus m.

8.屈肌支持带 Flexor retinaculum

9.跛展肌 Abductor hallucis m.

10.腓骨肌总腱鞘 Common sheath of peroneus m.

11.腓骨肌上支持带 Sup. peroneal retinaculum

12.腓骨肌下支持带 Inf. peroneal retinaculum

13.第三腓骨肌腱 Tendon of third peroneal m.

参考文献
REFERENCES

1. 郭光文，王序主编. 人体解剖彩色图谱. 北京：人民卫生出版社，1986

2. Jochen Staubesand. Sobota's atlas of human anatomy. 11th edition. Vol.1. Baltimore-Munich: Urban & Schwarzenberg, 1990

3. Jochen Staubesand. Sobota's atlas of human anatomy. 11th edition. Vol. 2. Baltimore-Munich: Urban & Schwarzenberg, 1990

4. Keith Moore. Clinical oriented anatomy. Baltimore, London, Los Angeles, Sydney: Williams & Willkins, 1985

5. Frank H. Netter. Atlas of human anatomy. Summit: Ciba-Geigy Corporation, 1989

缩略语
ABBREVIATIONS

a. or aa. : artery or arteries

ant. : anterior

br. or brr. : branch or branches

dors. : dorsal

ext. : external

gangl. : ganglion

inf. : inferior

int. : internal

lat. : lateral

lig. or ligg. : ligament or ligaments

m. or mm. : muscle or muscles

med. : medial

n. or nn. : nerve or nerves

post. : posterior

proc. : process

sup. : superior

superf. : superficial

transv. : transverse

v. or vv. : vein or veins